常见病彻底图解

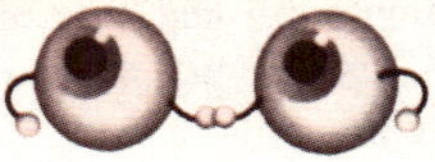

抑郁症

了解内心深处，摆脱抑郁困扰

主　　编　（日）吉川武彦（国立精神·神经中心精神保健研究所）

翻　　译　张　丹（河南中医学院外语学院）

翻译主审　杨英豪（河南中医学院亚健康研究所）

　　　　　潘万旗（河南中医学院亚健康研究所）

河南科学技术出版社

·郑州·

图书在版编目（CIP）数据

抑郁症 /（日）吉川武彦主编；张丹译.—郑州 ：河南科学技术出版社，2013.12

（常见病彻底图解）

ISBN 978-7-5349-6568-5

Ⅰ.①抑… Ⅱ.①吉… ②张… Ⅲ.①抑郁症－防治－图解 Ⅳ.①R749.4-64

中国版本图书馆CIP数据核字（2013）第273142号

出版发行：河南科学技术出版社
地址：郑州市经五路66号　邮编：450002
电话：（0371）65788627
网址：www.hnstp.cn
策划编辑：马艳茹
责任编辑：李　林
责任校对：王晓红
封面设计：李　冉
版式设计：孙　嵩
责任印制：朱　飞
印　　刷：郑州文华印务有限公司
经　　销：全国新华书店
幅面尺寸：140 mm × 202 mm　印张：6.5　字数：117千字
版　　次：2013年12月第1版　2013年12月第1次印刷
定　　价：26.00元

如发现印、装质量问题，影响阅读，请与出版社联系并调换。

尽早治愈“精神感冒”

所谓精神，究竟指的是什么呢？我们在日常生活中如何感知这种肉眼看不见的精神的存在呢？

每个人在结婚生子、养育后代、与朋友或前辈交往、和上司打交道时，应该总能触碰到自己的内心深处。而且，每当回顾过往时，应该也能感知到精神的存在。即使我们在平常的生活中无法察觉，高兴或悲伤时也能切实感受到精神的存在。

另外，如果累积很多压力，给精神造成负担时，即使我们不喜欢这种感觉，也还是能切实感受到精神的存在。但是，如果在平时就多注意审视自己的内心，即使承受很多压力，也还是能够想办法摆脱心灵的阴霾。

从很早以前，我就开始使用与身体健康相对应的精神健康一词，考虑将身心健康融为一体。就像拥有健康的身体一样，同时也应该拥有健康的心灵，如果身体失去活力，心灵之泉也会逐渐枯竭。

也就是说，就像身体会感觉疲劳，继而走路东倒西歪，甚至会跌倒、受伤一样，精神世界也会感觉疲劳，无法承受过多的压力而崩溃，最终受到伤害。另外，就像身体不会突然得病一样，精神也不会突然生病。理论上虽然如此，可是大家还是习惯说精神上的疾病是突然表现出来的。

为什么大家会这样认为呢？

这是因为，精神疾病的发展、恶化，患者本人是很难察觉到的。发展阶段也是多种多样，最初是心情忧郁，经过抑郁状态发展到轻性抑郁症，成为真正的抑郁症，最后发展成为重性抑郁症。很多时候都是症状非常严重时，患者才会突然意识到自己其实已经生病。

这样看来，如果在内心出现抑郁状态时能够及早察觉，并且在最初的心情忧郁阶段能够把抑郁症的萌芽扼杀在摇篮里，就不会导致抑郁症这一严重后果。另外，即使患上抑郁症，现在也已经开发出具有明显疗效的药物，治疗也变得容易多了。

虽说如此，如果所有人都能够保持健康状态当然是最好的。而且，及早发现、及早治疗非常重要，所以希望大家能够彻底了解自己的内心，从而有效释放自身的压力。

在战斗中了解对手才能百战不殆。我们不仅要充分了解抑郁症到底是怎样的一种疾病，还要知道应该怎样预防及治疗它，这才是远离抑郁症的秘诀，也是及早摆脱抑郁症的重要方法。

本书的内容从了解内心深处开始，主要希望大家不要抱有“抑郁症原来就是这样一种疾病”或“抑郁症是非常可怕的疾病”等类似这样先入为主的看法。抑郁症是一种“精神感冒”。感冒如果不治疗的话有可能发展成肺炎。“精神感冒”也是一样，如果放任自流，也会逐渐加重，甚至有可能发展到最坏的结果——自杀。希望大家能够充分认识这一点，这也是我写这本书的初衷。

最后，衷心希望更多的读者能够阅读这本书。

主编　吉川武彦

目录

第1章

抓住精神的真实面目

不要让“精神感冒”缠绵不愈

精神也会生病

抑郁症是精神疾病的一种。

听到“精神疾病”这个词，也许有人会歪头想一想：精神究竟会不会生病呢？另一方面，还有很多人脑海中会浮现出类似精神分裂症或神经症的疾病吧。精神是我们身体的一部分，当然和身体一样也会生病。只不过，同样是精神疾病，抑郁症不太像精神分裂症那样表现出“明显异常”的症状。因此，抑郁症的症状不要说外人很难明白，就连患者自己也很难察觉到。

抑郁症是指由于某些原因引起情绪低落及缺乏继续活下去的热情和勇气，结果导致身体各处感觉不适的一种疾病。但是，在抑郁症的初期阶段，几乎没有人能够意识到自己已经生病。很多时候都是由于身体不舒服的症状非常明显，而被误当成是别的疾病。因此，尽早认识到自己患上的是精神疾病，并且开始治疗是非常重要的。相反，没有意识到这一点，仅仅治疗身体的不适症状，结果发展到重度精神疾病的病例也不在少数。因此，我们要充分意识到，精神和身体一样都是会生病的。

这些症状有可能都是因为精神生病引起的

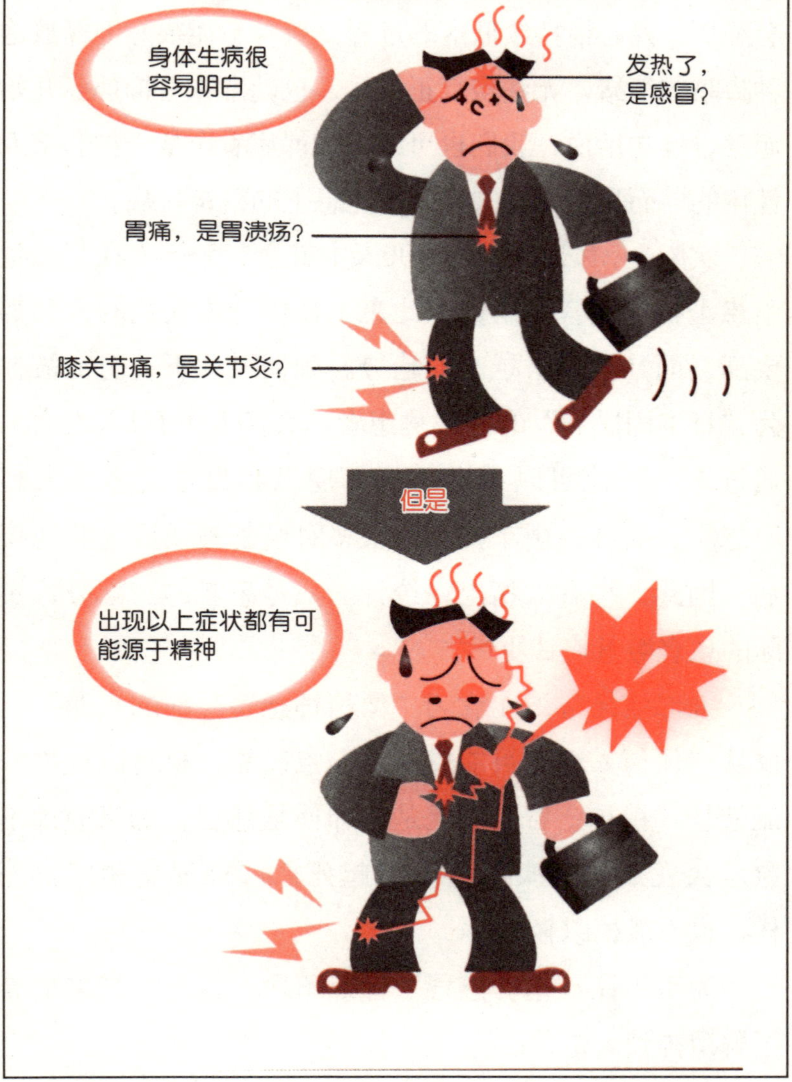

抑郁症就像是“精神感冒”

处在瞬息万变的现代社会中，任何人都不可避免地会经历一段心情持续低落的过程。自身不能很好地释放这种晦暗的情绪，无法恢复正常时，也就意味着抑郁症开始萌芽。换句话说，我们也可以把抑郁症看作是一种非常人性化的，而且是每个人都有可能患上的精神疾病。

实际上，据说日本每100人中就会有5～8人在其一生中患上抑郁症。这个数字比患上任何身体疾病的人数都要高，而且呈越来越高的趋势。顺便说一下，患上被称为“日本国民病”的糖尿病患者，每10人中有1人左右。通过这一对比可以看出，抑郁症患者数量之多大大超出想象。而且，由于抑郁症很多时候都被误诊为其他疾病，因此，也有人指出，统计的只是患者的一部分，实际的患者数量应该更多。

抑郁症经常被比喻为“像精神感冒一样的东西”，仅从“任何人都有可能得”这一点来看，也可以说抑郁症就是“精神感冒”。但是，即使是感冒，如果缠绵不愈就会发展为肺炎，甚至引起死亡。抑郁症和感冒一样，也不能掉以轻心。

为了不让“精神感冒”缠绵不愈，首先一起来试着了解精神到底是什么。

抑郁症是任何人都可能得的"精神感冒"

日本

慢性轻性抑郁症的患病率	3%
一生中慢性轻性抑郁症的患病率	6%
一生中抑郁症（含轻性和重性）的患病率	5%～8%

WHO（世界卫生组织）的预测

抑郁症的患病率（全部人口）	3%～5%

美国

男性抑郁症患病率	10%～15%
女性抑郁症患病率	10%～25%

（编者供）

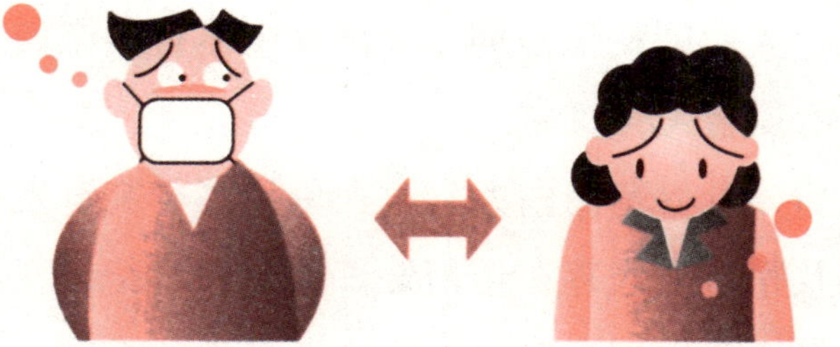

顺便说一下，日本的糖尿病患者为690万人（约5%），如果算上潜在的糖尿病患者，预计人数会达到1370万（约10%）

（糖尿病的相关数值，来源于日本厚生劳动省1997年　《糖尿病实态调查》）

精神存在于何处?

精神到底存在于何处呢?

试着追溯历史，在公元前的古埃及，人们相信身心二元论，即即使人死亡，精神也不灭，只是离开肉体而已。因此，为了让精神有一天能够重新回到已经死亡的肉体内，将肉体制成木乃伊，尽量保存完好。可以说，木乃伊正是这种身心二元论的具体表现。

此后，在公元前400年左右的古希腊，对于心身分离还是统一，产生了激烈的辩论。其结果是主张精神和肉体应该是紧密相连的身心一元论诞生了。这种理论认为，精神存在于心脏并作为身体的一部分发挥功能，眼睛看到的和耳朵听到的信息都传递到心里并保存下来。日本人好像从古代开始都普遍相信身心二元论。到了平安时代，人们则相信精神能够离开肉体自由来回，并能出现在所爱之人的梦中。

之后，世界范围内大家也在争论精神究竟发挥了什么作用及精神到底存在于何处。直到19世纪末，由于科学研究的不断发展，在欧洲成立了单独的一门心理学学科。现在精神医学在不断进步，已知人类大脑来控制精神发挥作用。也就是说，根据现代医学理论，精神存在于大脑之中。

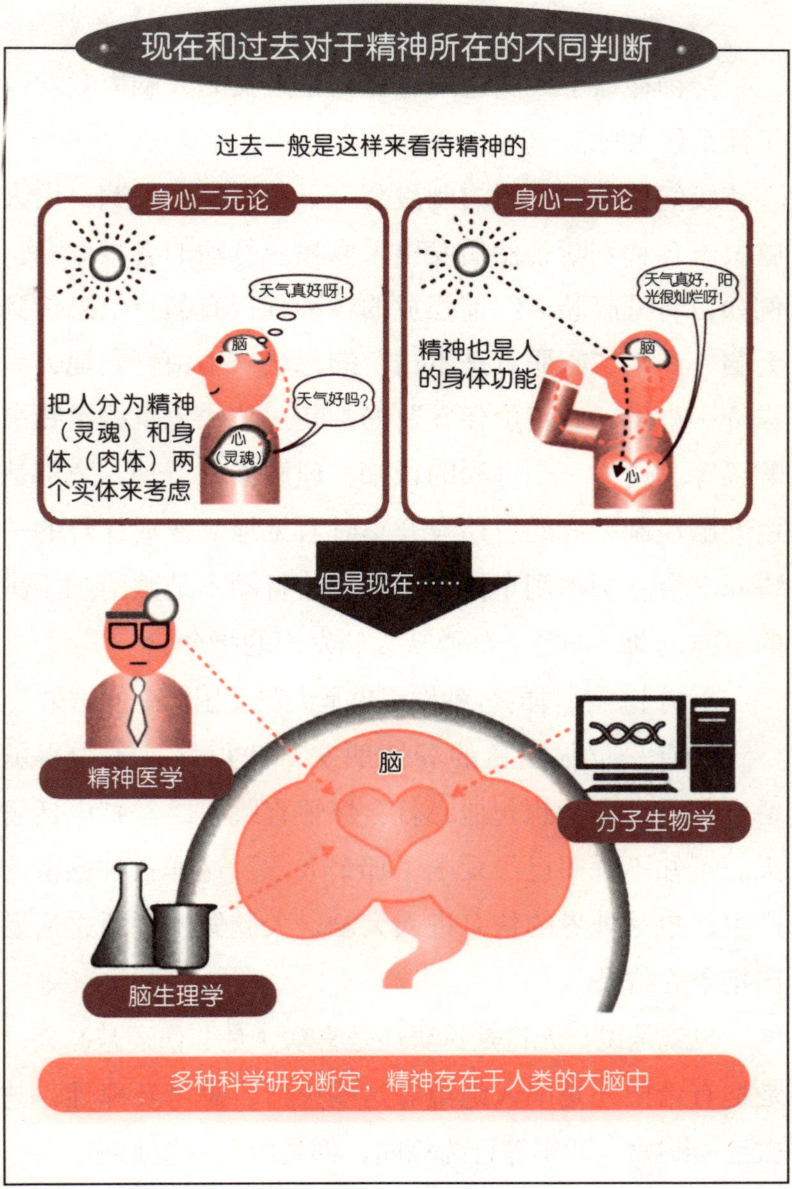
现在和过去对于精神所在的不同判断
过去一般是这样来看待精神的
身心二元论
天气真好呀！
脑
天气好吗？
心（灵魂）
把人分为精神（灵魂）和身体（肉体）两个实体来考虑
身心一元论
天气真好，阳光很灿烂呀！
脑
精神也是人的身体功能
心
但是现在……
精神医学
脑
分子生物学
脑生理学
多种科学研究断定，精神存在于人类的大脑中

大脑控制精神和身体两部分

精神存在于大脑之中。那么，人类的大脑究竟发挥了什么作用呢？

我们从外界受到的刺激会一下子聚集到大脑，由大脑做出各种判断，然后发出采取相应行动的各种命令。例如，看见服装店门前摆放的各种打折商品→信息传到大脑→产生“衣服真是不错”的想法→不由自主地去看标价→得出“比正价便宜”的判断→从钱包里掏出钱来购买等。这样一个过程的认知、理解或是行动，全部是由大脑控制完成的。还有开车时看见绿灯变成红灯的一瞬间，会立刻踩刹车停下。这样的行动不是眼睛和手脚的单纯运动，而是全部遵从大脑发出的指令。

事实上，精神的各种作用也是大脑发出指令的结果。

“有一位很出色的异性朋友对我很好，不由得就留意起他。光是想起他心就会怦怦直跳，经常打电话聊天。不知不觉间已经爱上了那个人。”这样一种感情的产生，也是外界的信息进入大脑，大脑做出判断之后发出指令的结果。

也就是说，无论是讨厌还是喜欢，是悲伤还是高兴，是抱有希望还是陷入绝望等这些感情、思考及理性，与去逛街购物、开车等行为相同，都是由大脑控制的。

大脑的功能在精神与身体上的各种表现形式

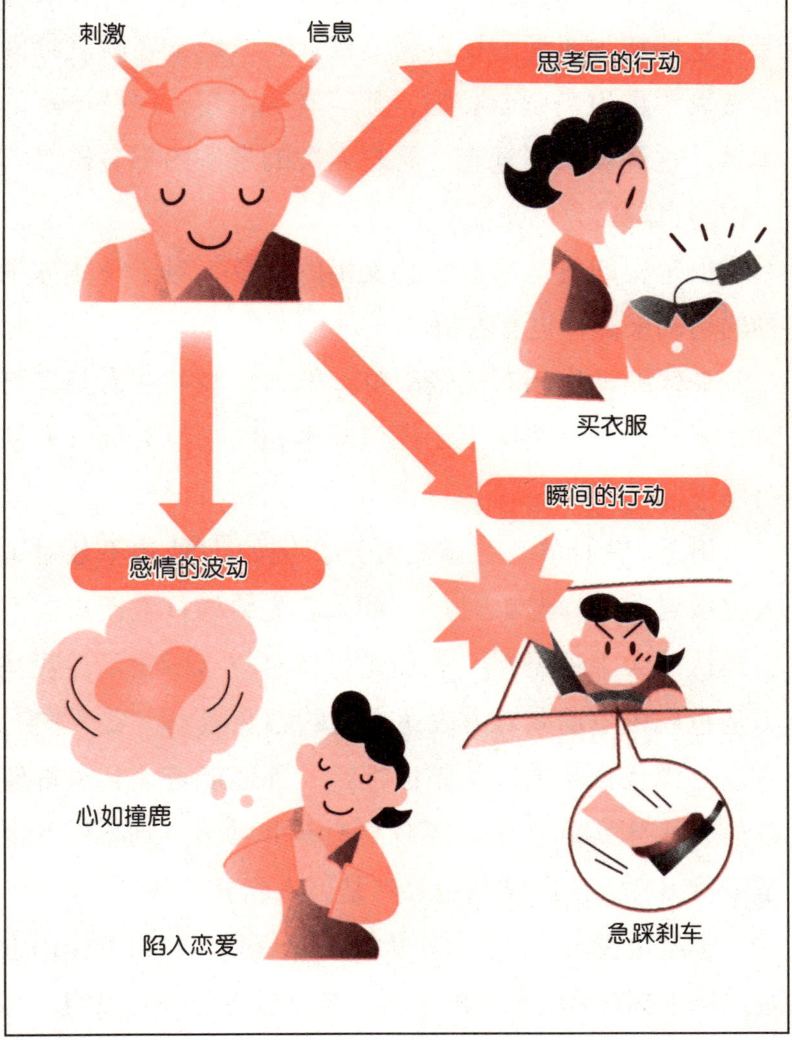

精神是世界上唯一只属于自身的东西

大脑将从外界获得的信息整理之后做出判断，然后给身体各部分发出相应指令，也决定着感情、理性及思考等这些精神方面的反应。不仅如此，大脑在睡眠期间依然发挥作用，命令心脏、肺等器官工作，保持一定的体温。这些和人类意志、思想无关的身体内部各器官的工作，也是由大脑支配的。

但是，即使是同一大脑发出的指令，对于身体和精神的运动来说，也有着很大不同。

身体的动作相对比较简单。例如，我们在看到红灯时，无论在什么情况下，反应基本相同，绝大部分人都会停下。

但是，精神的反应就较复杂。例如，“他是不是对别人也像对我一样温柔呢？”“如果我先给他打电话，会不会被认为太主动呢？”“不能光等待对方有所表示，我是不是也应该主动向对方表达自己的心意呢？”“如果向对方表白说我喜欢你，结果被拒绝，那还能若无其事得像以前一样继续相处吗？”不仅信息量非常多，判断标准也是多种多样，所以结果也必然是因人而异。

也就是说，即使在同一大脑的功能里，精神的作用也是只属于拥有者的独特的东西，是全世界独一无二的。

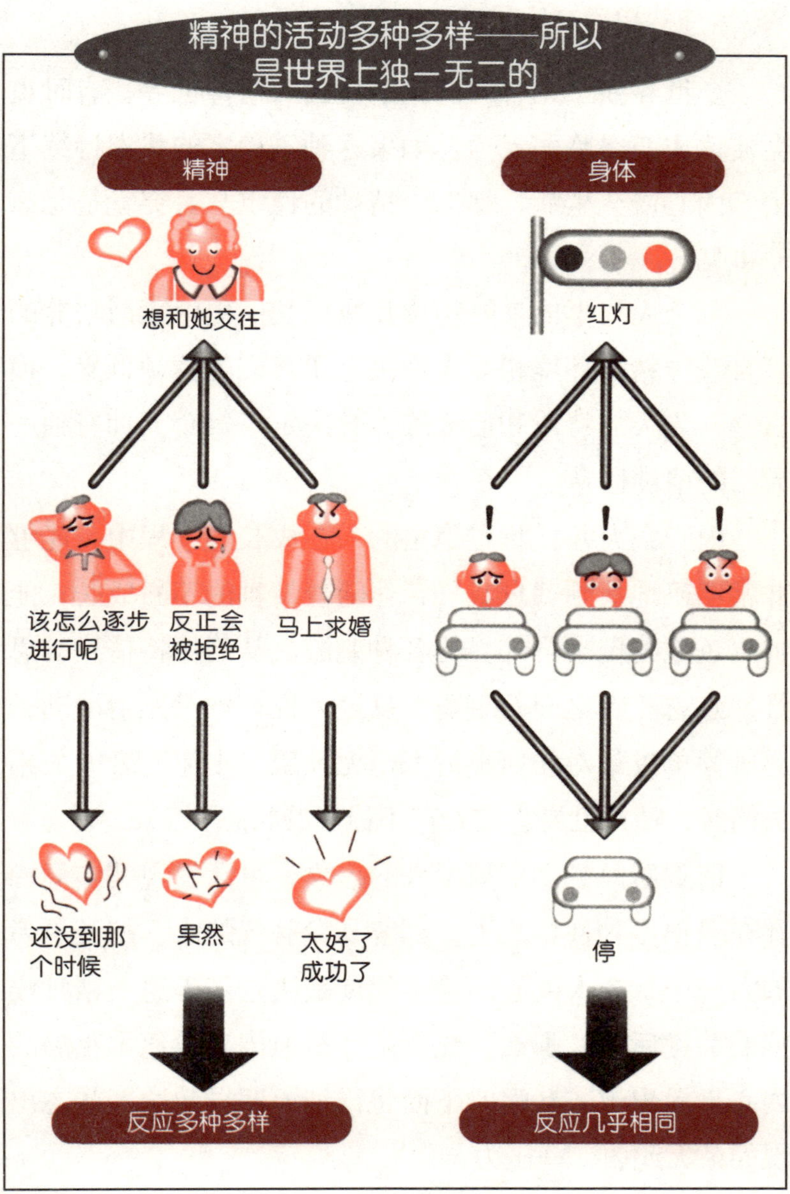
精神的活动多种多样——所以
是世界上独一无二的
精神
想和她交往
该怎么逐步
进行呢
反正会
被拒绝
马上求婚
还没到那
个时候
果然
太好了
成功了
反应多种多样
身体
红灯
!
!
!
停
反应几乎相同

精神的稳定与不稳定

全世界独一无二的仅属于自己的精神世界，有时也会疲倦或变得脆弱无力。如果这种不稳定的状态持续下去，内心就会生病。那么，精神的稳定与否究竟是怎么回事呢？

每个人与生俱来的特质及在成长过程中逐渐培养的“自我”精神环境相互作用决定了我们的精神世界。换言之，先天的特质和后天的养育决定了每个人拥有独一无二的精神世界。

内心强大并且状态稳定的人在成长的过程中，能够非常明确地找到“自我”，伴随着精神的不断成长，能够出色地处理来自外界的各种刺激，从而保持情感、思维、意志三者之间的平衡。反过来说，如果感情冲动、思维简单或是对任何事情都毫无欲望，上述三者的关系失衡时，精神世界肯定处在不稳定的状态。

请重新回忆一下周围人的形象，可以发现其实周围存在着很多种性格的人，如容易发脾气的人、擅长思考的人……每个人内心的稳定程度是决定能否患上精神疾病的关键所在。那么，究竟是什么原因导致原本平静的内心世界出现紊乱呢？下面将详细说明导致这一状态出现的最大元凶——压力。

精神上的稳定状态需要三大要素保持均衡

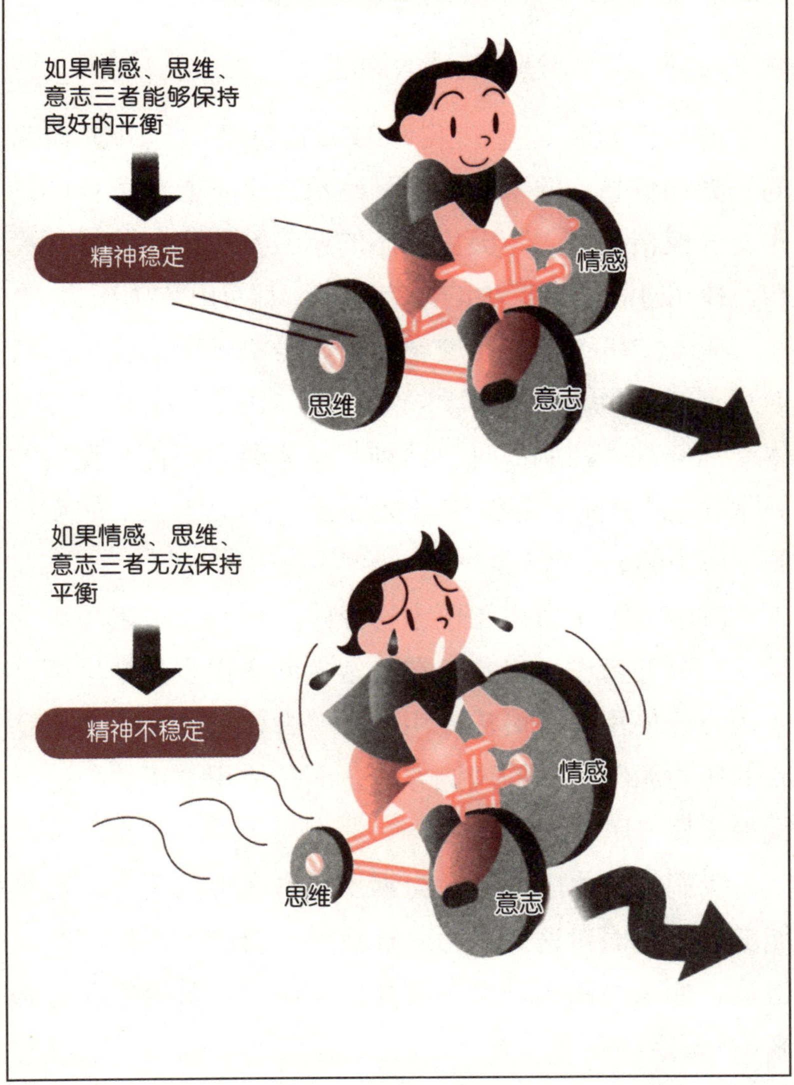

压力导致精神动摇，进而引起疾病

压力是导致抑郁症的最大原因

前面已经说明过，我们的大脑负责整理外界传来的刺激和信息，并加以判断，然后决定身心两方面的动作。导致精神陷入不健康状态的刺激及我们与外界环境相互作用过程中所产生的情绪体验，都可以称为压力。

原本“压力”是物理学用语，是物体所承受的与表面垂直的作用力。医学上一般认为“压力”是指“当身体受到某种外在刺激时，精神与身体两方面都表现出的异常状态”。而且，医学上把导致“异常状态”的刺激叫作压力源。

医学上把压力源和压力（身体应对刺激时表现出的反应）分开考虑。但是，在日常生活中很少会把这两个术语分开使用。一般不使用诸如“公司里的人际关系是我的压力源”这样的表达方式，而是使用“压力”这个词来代替“压力源”。

我们的身体内部经常会承受来自各方的压力。如果能够很好地面对这些压力，自然就不会产生任何问题。但是，如果无法很好地应对及处理压力，就会给身心带来不好的影响。

压力会引起心灵扭曲

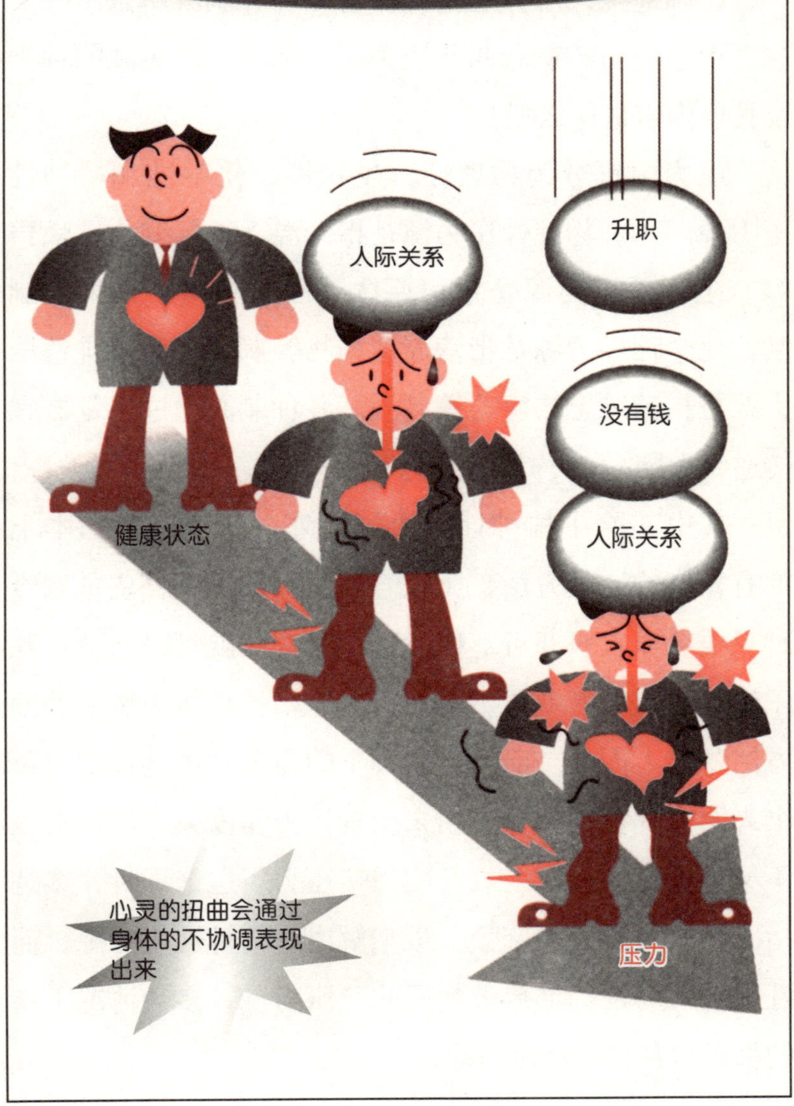

压力源有哪些种类?

正确地说，压力是指身体对于外界刺激所做出的反应。引起压力的刺激叫作压力源。那么，压力源的种类及具体内容是什么呢?

压力源可分为物理性、生物性、化学性和精神性压力源四种。物理性压力源是指气温、天气变化，噪声等。生物性压力源是指病原体等侵入身体所带来的刺激。化学性压力源是指营养、药物等刺激。而精神性压力源是指精神上的痛苦等刺激。各种刺激通过感觉器官传递到大脑。

其中，除了精神性压力源之外，其他三类基本上都有相应的处理方法，比较容易解决。例如，感觉寒冷时只要多穿衣服即可；生病时按时吃药就可以治愈；肚子饿时吃点东西就行。但是，对于精神性压力源的处理方法却因人而异。而且，精神上的痛苦具体是什么，每个人的感觉也不一样，用来衡量压力程度大小的标准也不尽相同。因此，一般在使用“压力”这个词时，多是指四种压力源中最麻烦、最难解决的精神性压力源。而且，被认为是抑郁症致病因的“压力”，多数情况下指的都是这种精神性压力源。

压力来自四种压力源

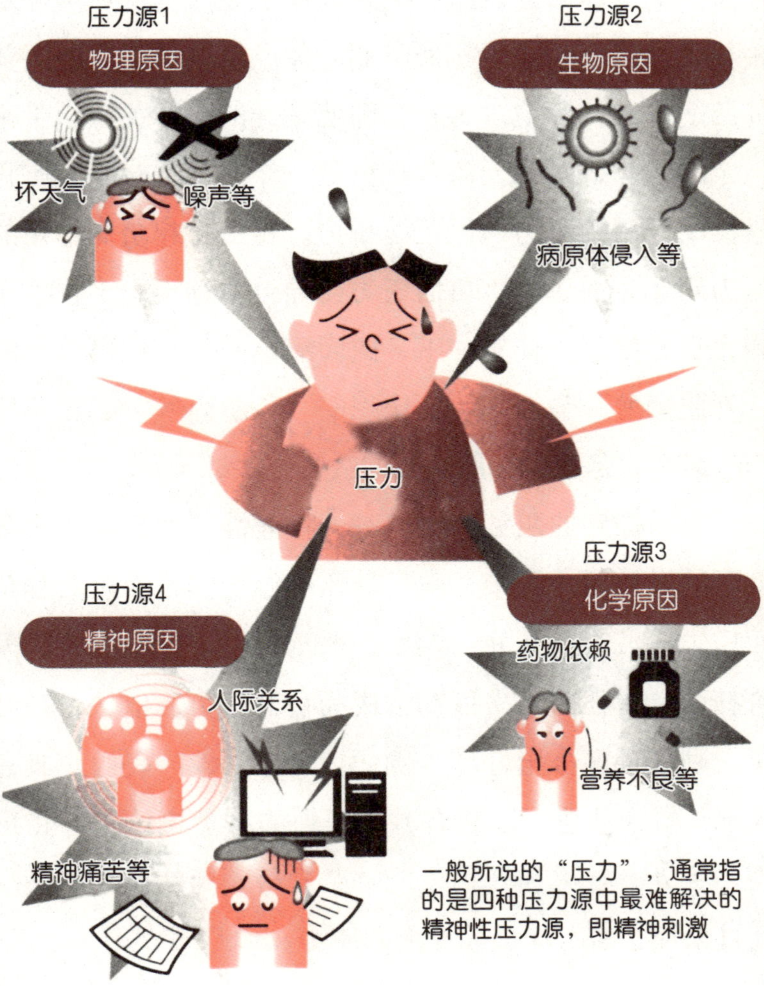

一般所说的“压力”，通常指的是四种压力源中最难解决的精神性压力源，即精神刺激

压力也有正面、负面之分

我们常会认为所有的压力都是不好的。事实并非如此。为了能够健康地生活，人体需要适度的刺激和紧张状态。适度的冷、热能够刺激体温调节功能，使人体灵活适应各种环境。另外，即使复杂的人际关系会带来一定的压力，人却无法独自生存。像这样，对生存有积极推动作用的压力叫作正面压力。相反，起负面作用的压力叫作负面压力。负面压力会导致精神不稳定，也会损害身心健康。补充一下，胆固醇也分具有积极作用的“好胆固醇”与带来负面作用的“坏胆固醇”。正负压力的命名正是借鉴了胆固醇的分类方法。

前面提到的四种压力源——物理性、生物性、化学性和精神性压力源中，前三种压力源里的正面压力和负面压力比较容易区分。例如，严重烫伤或感染了大肠埃希杆菌，对任何人来说都会成为负面压力。但是，精神压力则很难区分出好坏。例如，对于异性的表白“我喜欢你”和自己是否喜欢对方，压力的种类应该正好相反吧。另外，如果在公司里能够荣升科长固然令人高兴，反过来说也有可能成为更大的压力。

压力变化为正面压力与负面压力

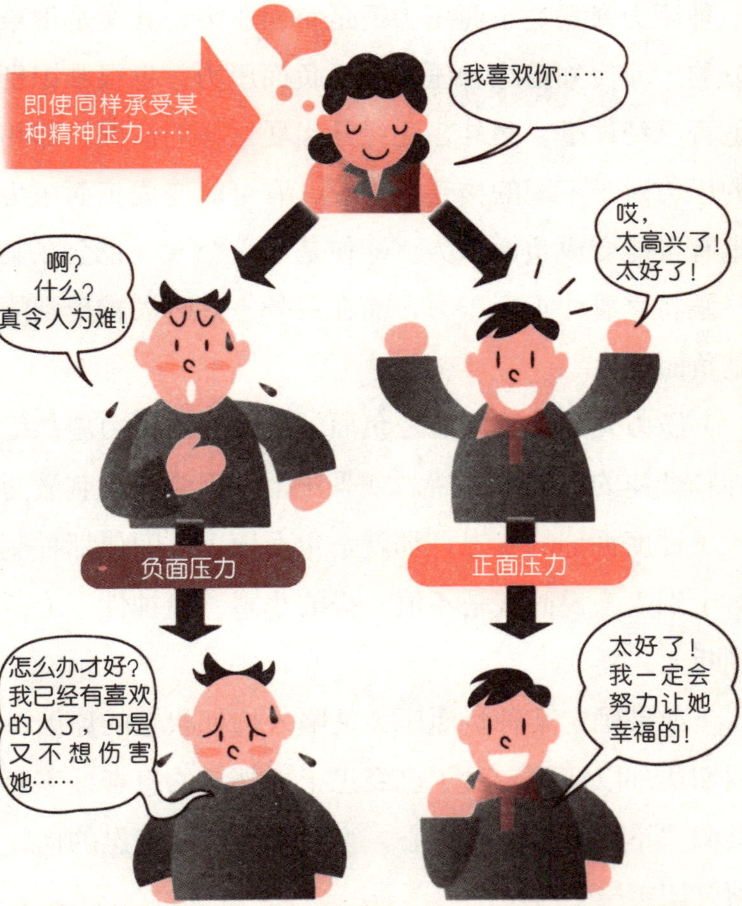

精神性压力源相对物理性压力源、生物性压力源和化学性压力源而言，很难区分正面压力与负面压力

压力在不同情况下可以转换为正面压力或负面压力

负面压力过大是诱发抑郁症的最大原因。但是，某一种压力究竟是正面压力还是负面压力，其实是很难区分的。即使知道这种压力属于负面压力，也很难识别它是否已经过量。另外，还经常出现这样的情况，即相同的压力对于不同的接受者来说，有可能变成正面压力，也有可能变成负面压力。即使是同一个人，也会在某些时候将之看作正面压力，而在另外一些时候感受到的却是负面压力。

压力究竟是正面还是负面，只能通过压力施加给精神和身体的影响来判断。如果一个人因为某种刺激而陷入了过度抑郁的状态，那就是负面压力，即使那种刺激对于别人来说简直是不值一提的小事。精神性压力源的判断尤其复杂。

如果确定某种负面压力是陷入抑郁状态的原因，必须切实加以清除。对于已经患上抑郁症的患者，不要说类似“不要紧，别太担心，多多努力”等宽慰的话，必须要切实接受治疗。

请记住，正面压力和负面压力会根据自己所处的立场和状况，成为人生前进之路的动力或阻力。

正面压力和负面压力会根据立场和状况的不同而发生转换

正面压力

适度的压力，有时会促进我们在人生的道路上不断前行

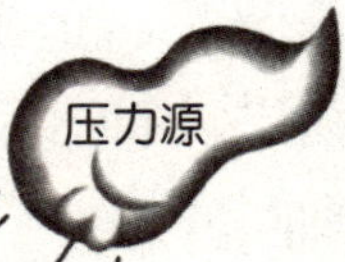

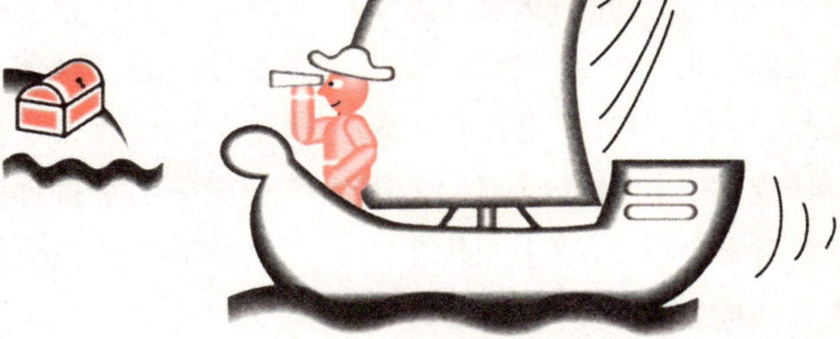

负面压力

即使是同一种压力，根据当时的环境和状况的不同，有时反而会成为前行的“阻力”，损害身心健康

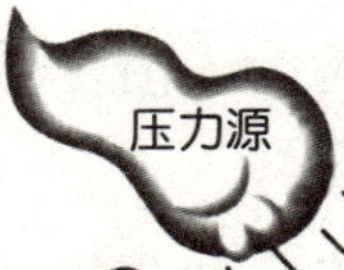

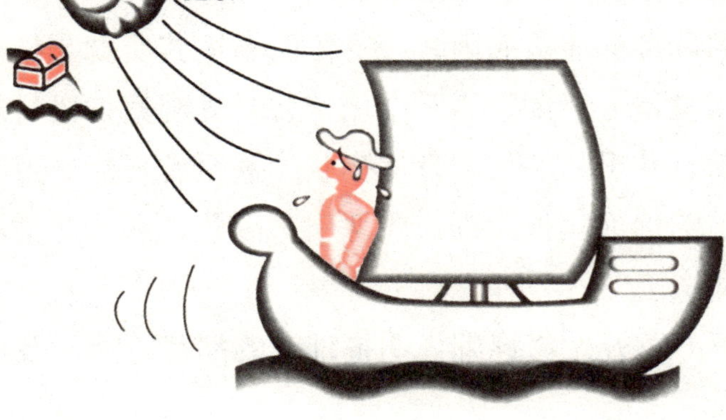

身体不适是精神发出的求救信号“SOS”

就像之前说明的那样，导致抑郁症的精神作用非常复杂微妙。很难区分出封闭内心的忧郁是暂时现象还是已经进入抑郁症初期。但是，“身体不适”可以成为一个判断标准。

不正常的抑郁状态通常都会伴随身体的异常症状，如头痛、肚子不舒服或高烧不退等各种不适。身体不舒服时，一般都会针对症状就诊。例如，感冒时去看内科或呼吸科，拉肚子时则会去消化科。如果不是抑郁症引起的身体不适，就诊后找到病因，接受治疗，很快就能恢复健康。

但是，如果身体不适是抑郁症引起的，仅接受身体检查无法查明病因，自然也无法治好疾病。如果是因为身体不适而去接受检查，却又无法查明病因或治疗效果不明显时，请注意是否患抑郁症。

明确抑郁症是病因时，身体的不适其实就是精神发出的求救信号。如果这时做出“暂时先观察一段时间”的判断，非但无法改善身体症状，甚至有可能导致隐藏在背后的抑郁症也会进一步恶化。因此，必须在情况恶化前尽快接受适当治疗。

下一章开始将详细说明抑郁症的症状、诊断及治疗方法。

如果身体没有出现异常状况，试着怀疑一下是否有精神疾病

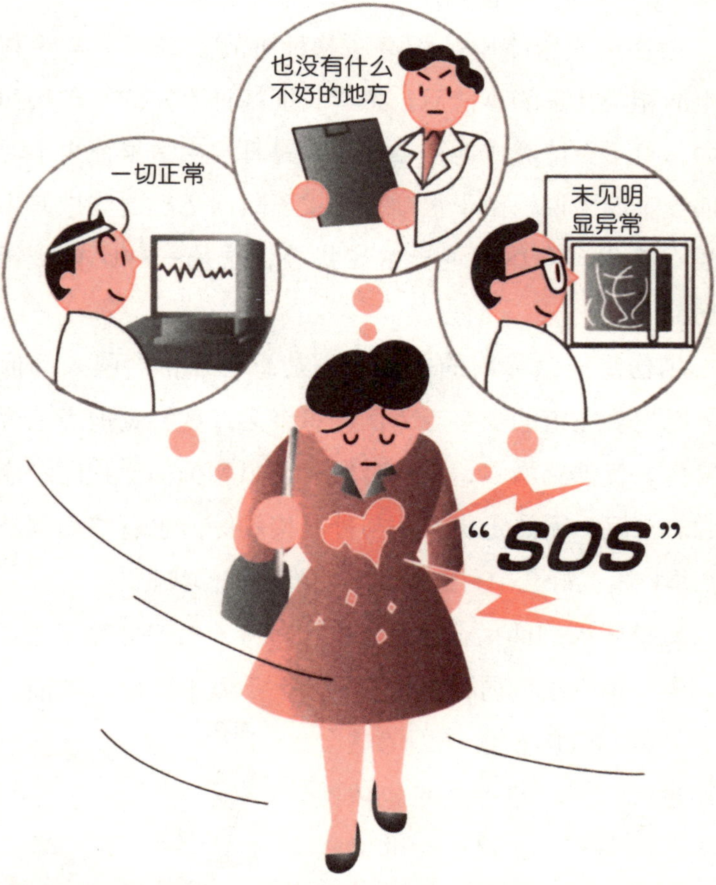

无论是X线检查还是超声波检查都无法检测出精神的异常。身体的不适也许就是精神发出的求救信号……

专栏1 关于PTSD

PTSD是一种精神疾病，是“post-traumatic stress disorder”的缩写，也可译为“创伤后应激障碍”。

创伤后应激障碍是指遭遇某种事故或经历了某些与日常生活相距甚远的事情后，患者长期精神不安的一种疾病。例如，对于大地震或地铁毒气事件等日常生活里很少出现的事件受害者来说，由于很难忘记或不断回忆起这些遭遇，导致睡眠障碍、身体出现异常症状等，这是一种比较崭新的疾病。

创伤后应激障碍的症状之一是患者经常会陷入抑郁状态。以地震灾害的受害者为例，患者会过度警觉地震是否再次发生，忧郁感增强，某些时候表现出和抑郁症相同的症状如意志消沉，无法走出家门与外界接触等。也有些病例是患者在事件发生好几个月之后，突然陷入抑郁状态。

对待陷入抑郁状态的患者也和对待一般的抑郁症患者一样，要特别注意措词和方法。例如，千万不能说“加油、努力”等鼓励性的话语。因为这会导致患者产生“事件结束也依然无法摆脱痛苦，自己是个非常软弱的人”或“永远都无法恢复正常，自己是个废物”等严重的自责心理，从而真的患上抑郁症。

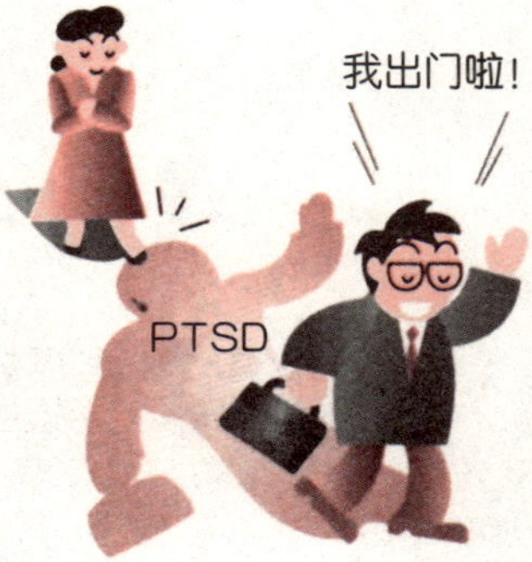

第2章

抑郁症，原来是这样一种疾病

表现在精神方面的抑郁症初期症状

无论是普通感冒还是抑郁症，都应及早发现、及早治疗

引起抑郁症最常见的原因是精神压力。我们平常都会承受各种精神压力，如在公司被上司批评，养育孩子很艰难，在学校里被同学欺负等。每一种压力看上去也许并不严重，但是俗话说“积少成多”，如果放任不管，就会给精神带来无法挽回的重创。抑郁症可以说就是精神压力不断累积的典型后果。

任何人都有可能患上抑郁症，所以可以把抑郁症叫作“精神感冒”。治疗方面也是如此。如果只是轻微感冒，服用市面上常见的感冒药，再补充足够的营养，好好休息，很快就能恢复健康。但是，如果不把轻微感冒当一回事，很有可能并发肺炎。上了年纪的人甚至有可能危及生命。

抑郁症也是一样。如果心情长时间郁闷，我们必须及早察觉到自身的异常，换个环境放松心情或依靠家人、朋友的帮助，尽早摆脱忧郁情绪，否则自身就会觉得不堪重负，精神疲惫，最终导致 “做任何事情都觉得无聊”“提不起干劲”或“不愿出门”等。这也意味着抑郁症开始萌芽。

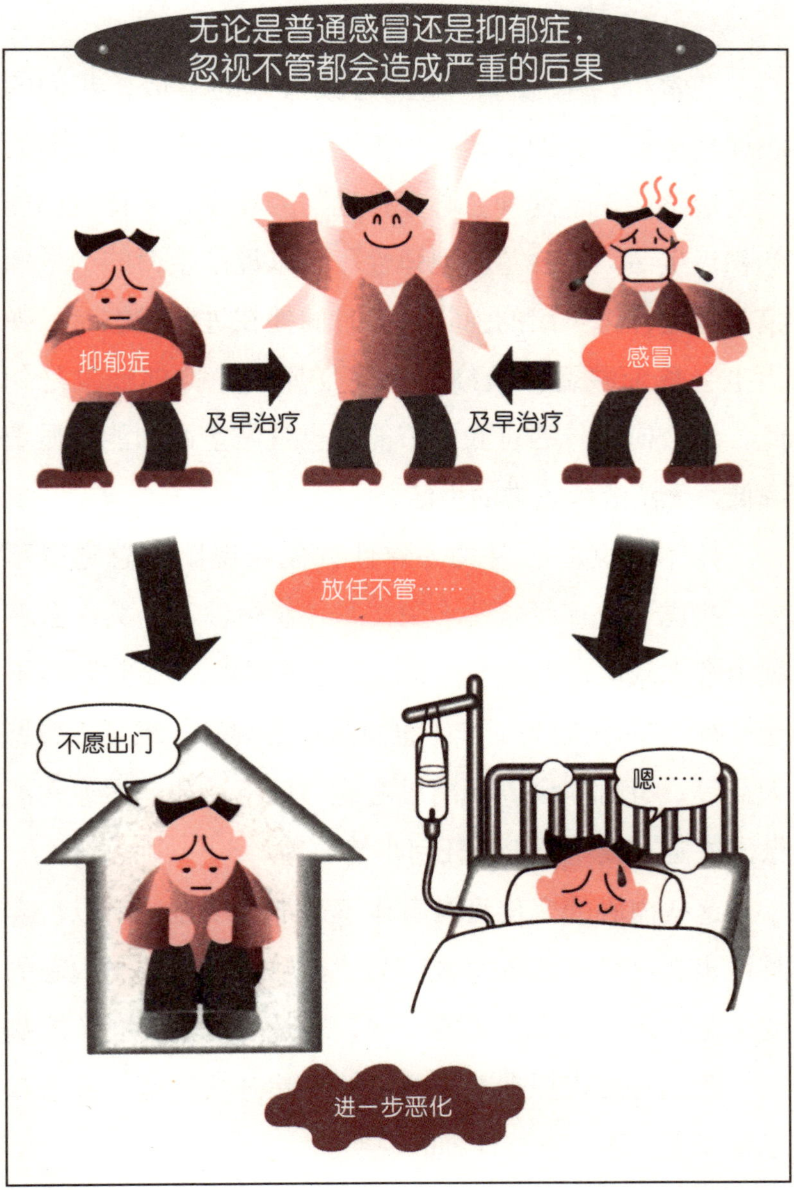

无论是普通感冒还是抑郁症，
忽视不管都会造成严重的后果
抑郁症
及早治疗
及早治疗
感冒
放任不管……
不愿出门
嗯……
进一步恶化

心理调节能力不再起作用

日常生活中遇到一些痛苦或厌烦的事情，我们的心理会进行自我调节，赶走不愉快的心情或陷入低落的不良情绪。正是这种“心理弹性”的存在，才使我们能够积极生活，这种“心理弹性”可以说是生命的力量源泉。但是，再灵活的弹簧，长时间处在过紧状态时，弹力也会逐渐减弱，最终无法恢复原状。抑郁症也是如此，它会使心灵的自我调节能力也就是生命的能量显著降低，无法继续正常的生活。

具体来说，心灵失去弹性首先表现出“总觉得不安、焦虑”或“经常莫名哭泣”等感情波动。其次会表现出意志减退，如“不再关注自己的仪表”“工作时提不起精神”“即使埋头工作，也总是缺乏耐心”或“不想见人”等。有时也会表现出思考能力低下，如“迟迟无法做出决定”或“记不住任何事情”等。

这些内心的变化没有身体不适那么明显，所以很容易被患者和周围的人忽视。为了能够明确判断出内心的变化是日常生活中常见的症状，还是和抑郁症有关的病变，我们将把表现在精神方面的症状分成感情、意志和思维三类，逐一进行详细的说明。

一旦内心的调节能力丧失……

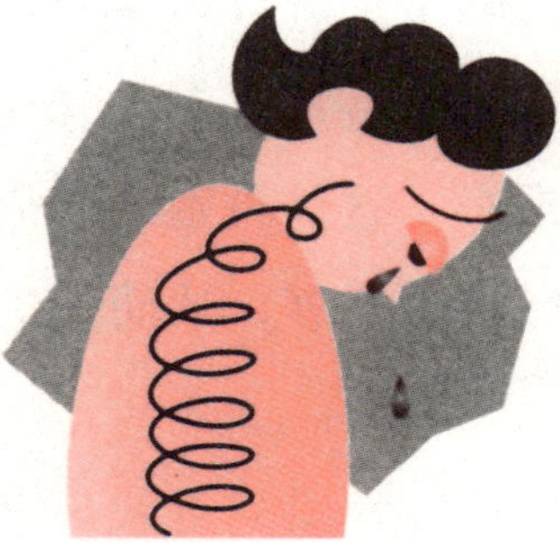

感情紊乱

- 总觉得不安、焦虑
- 经常莫名哭泣

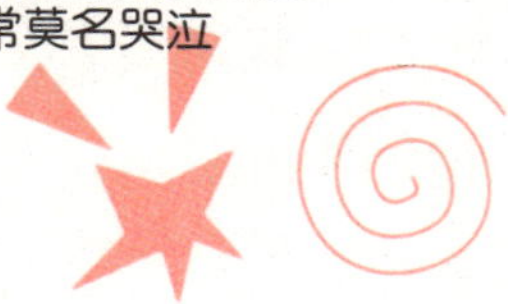

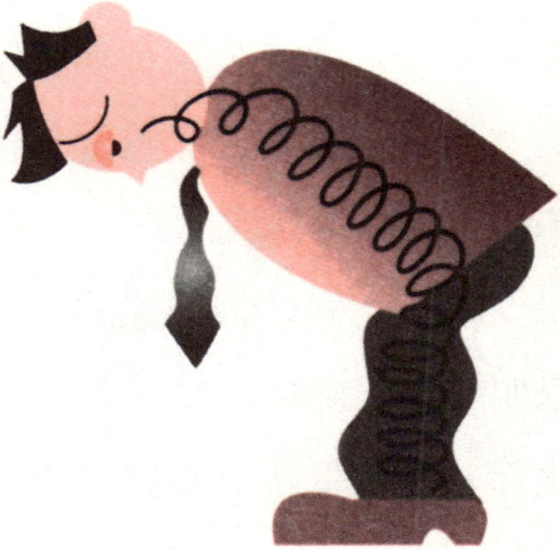

意志减退

- 不再关注自己的仪表
- 不想见人

A或B或……

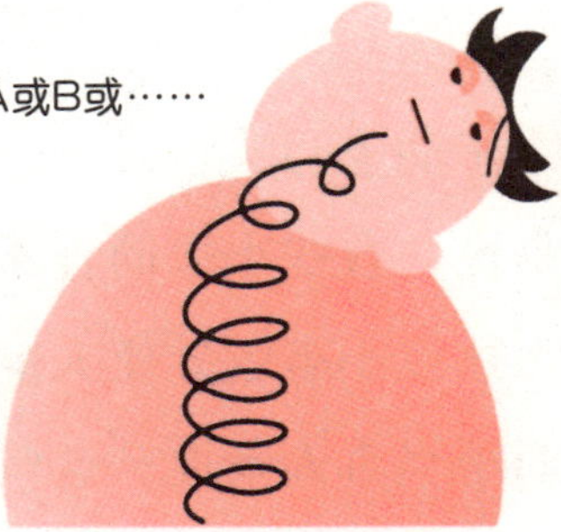

思考能力低下

- 迟迟无法做出决定
- 工作时提不起精神
- 即使埋头工作，也总是缺乏耐心

感情方面——情绪低落，烦躁不安

上班族A先生（48岁）的公司实行了自动化办公，要用电脑工作。虽然A先生去电脑培训班拼命学习，但总也记不住，也很难理解周围同学很容易掌握的知识。因此，A先生非常着急，整日担心“这样肯定会影响业绩”。即使回到家里，也总是想着这件事，从而焦虑不安，甚至拿家人出气。

A先生其实真正焦虑的是“在公司里只有我一个人被甩下了”或“公司里那帮家伙肯定都在嘲笑我连电脑都不会用”等，因此感觉不快乐，情绪低落，甚至坐立不安。有时在回家的路上，也会莫名其妙地落泪。

就像这样，抑郁症的一个特征就是情绪紊乱，也可以叫作心境障碍。情绪的起伏不再具有规律性，表现出忧郁、情绪低落、焦虑、不安或心情烦躁，无法平静等症状。

感觉所有消极的情绪都一下子涌上心头，没有一丝开心和高兴——也许对于旁人来说，有些小事简直不值一提，所以有时无法理解为什么这点小事就能使人情绪低落，甚至陷入绝望。但是，对于当事人来说，这些却是头等大事，非常痛苦。

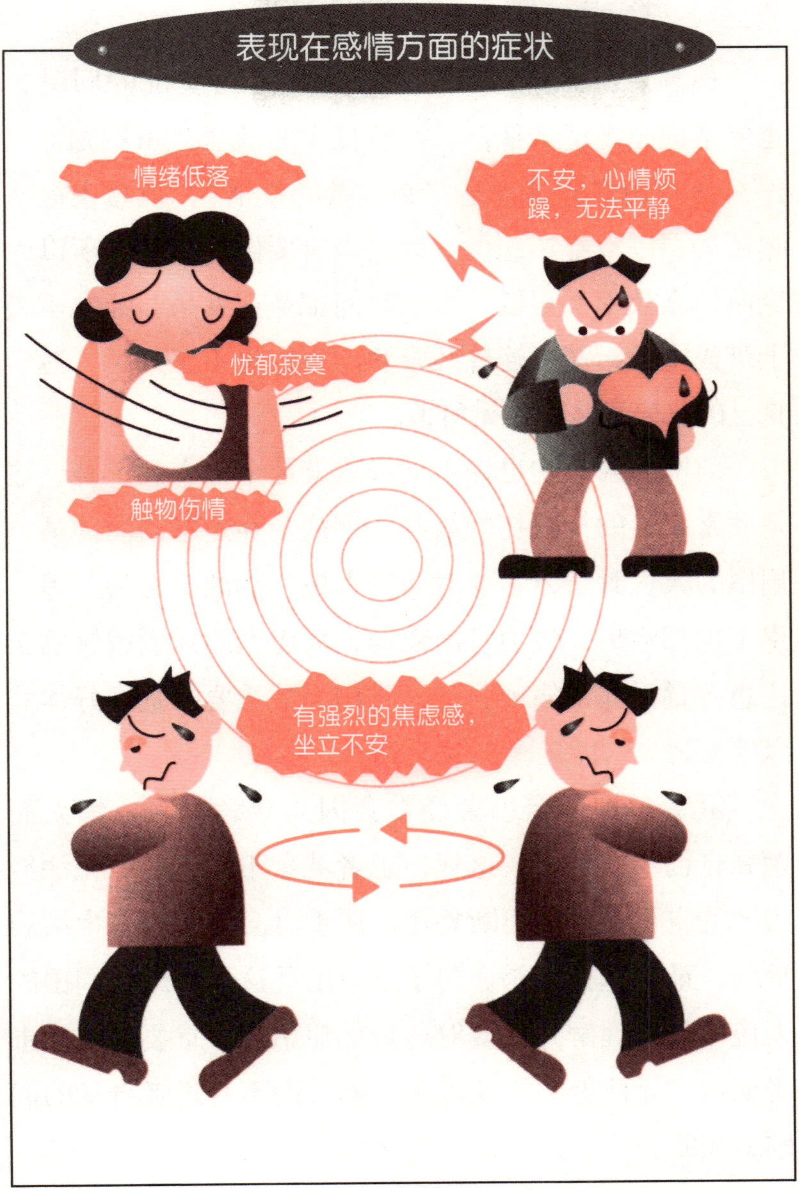
表现在感情方面的症状
情绪低落
不安，心情烦躁，无法平静
忧郁寂寞
触物伤情
有强烈的焦虑感，坐立不安

意志方面——做任何事都提不起精神

一旦患上抑郁症，患者表现出情绪紊乱的同时，也经常会出现情绪低落、欲望低下的症状。虽然知道工作、学习和家务等都是“必须做的事情”，但总也提不起精神，一点都不想做。因为没有要做的欲望，所以无论做什么效率都很低，多数时间都是在发呆，经常不去上班或上学，甚至连曾经喜欢的事情也不感兴趣，对于自己的仪表更是觉得无所谓。

周围的人最初也许会觉得这就是个懒人。但是，这是非常明显的抑郁症的前兆。疾病会夺走生活的能量。周围的人这时千万不要对当事人说“加油、努力”等。患上抑郁症后，气力日渐衰弱，周围人的斥责或激励会让患者觉得非常痛苦。这一时期，最重要的是好好休养以恢复丧失的能量。

但是，抑郁症患者经常会因为介意被当成懒人而勉强自己不断努力。这样，患者就会不停责备“无法努力”的自己，病情不断恶化，严重时会完全丧失生活的勇气，最终选择自杀。为了避免出现这种后果，周围的人应该充分理解并谨慎对待抑郁症患者，重要的是让患者明白“无法努力”是因为生病，而不是患者自身的问题引起的。

表现在欲望和意志方面的症状

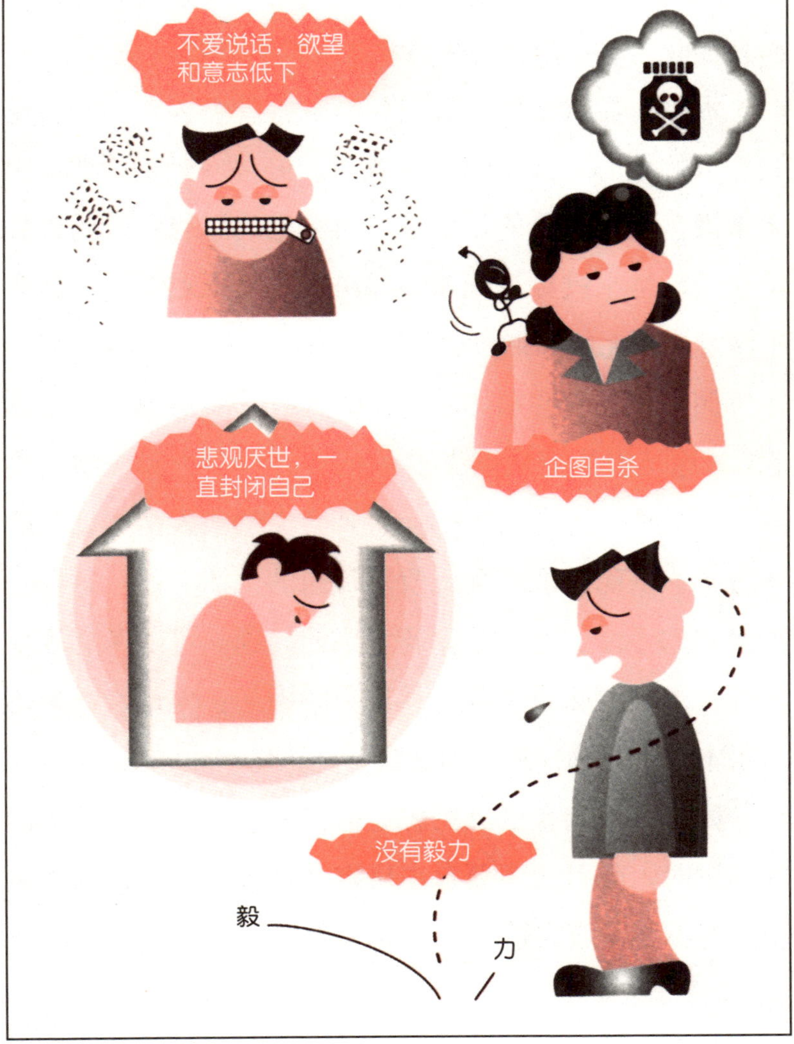

思维方面——失去自信，难以做出判断

任何人遇到大的烦恼或是担心的事情时，都会一天到晚想着这些，没有时间正确判断每一件事情。普通人尚且如此，更不用说判断力非常迟钝的抑郁症患者了。

本来，在对某件事做出判断时，就需要我们对自己有充分的信心和缜密思考的能力。但是，对于抑郁症患者来说，由于生存能量低下，对自己的思想和行为失去了自信，结果就导致判断力和决断力日渐迟钝，无法集中注意力，无法归纳自己的想法等思维方面的变化。

例如，之前特别热心工作的人有时突然说“我要辞职”。这是因为生病而失去了正常的判断力和决断力的结果。另外，还有的抑郁症患者会突然陷入情绪低落的状态中，从而采取“彻底改变目前的生活方式”这样一种激烈的手段。这也是需要考虑的问题。可以考虑改变环境，彻底清除给患者造成压力的因素。但是，如果不从根本上治疗抑郁症，问题会一直恶化。

如果意识到自己已经患上抑郁症，尽早接受适当治疗的同时，暂时先不要自主决定某些大事。周围的人也要注意不要逼迫或勉强患者做出决定。

表现在思维方面的症状

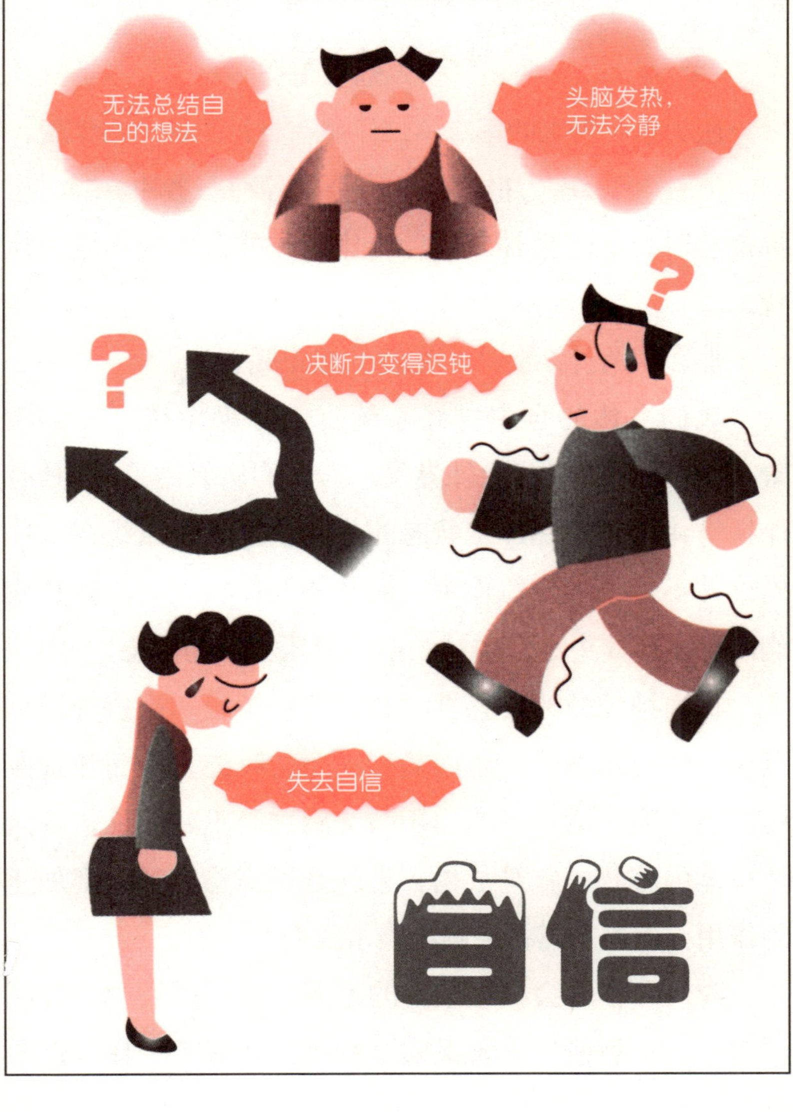

表现在身体上的抑郁症初期症状

“精神感冒”导致身体内部平衡失调

压力累积带来的影响不仅体现在精神层面。俗话说，“病由心生”，压力也会给身体带来各种恶劣的影响。患抑郁症时，除了精神症状，身体也往往会出现相应的症状。

那么，为什么会产生这样的后果呢？

我们身体的自主神经系统、内分泌系统（分泌激素）、免疫系统（清除外界侵入人体的病原体等），具有保持身体内部处在一定状态的作用。这三种系统在人体内部并不是单独发挥作用，而是相互作用，共同保护我们的身体。其中，自主神经系统对压力最为敏感。

自主神经分为交感神经和副交感神经。交感神经可以使心脏跳动加快、肌肉紧张、血管收缩，从而导致血压升高。副交感神经的作用与交感神经正好相反，可以使身体内脏和器官等放松。也就是说交感神经起到加速的作用，而副交感神经则相当于踩刹车。

我们开车时会根据路况的不同，时而踩油门，时而踩刹车，交替使用来确保安全行驶。和开车一样，自主神经也是相互作用、交替休息，从而使身体保持一个稳定的状态。

一旦感知到压力，信息就会传达到大脑内部叫作脑垂体（188页）的地方，从这里分泌出一种叫作ACTH（促肾上腺皮质激素，188页）的激素刺激肾上腺（188页），从而使肾上腺释放出缓和压力的激素来保护身体。另外，肾上腺还会释放出肾上腺素，这种激素能够增强作为“加速神经”的交感神经的作用。这样一来就打破了原有的交感神经和副交感神经之间的平衡，也会影响到激素和免疫系统的作用，身体就会出现各种异常症状。

接下来将会按身体部位划分，逐一介绍抑郁症所引起的各种身体症状。

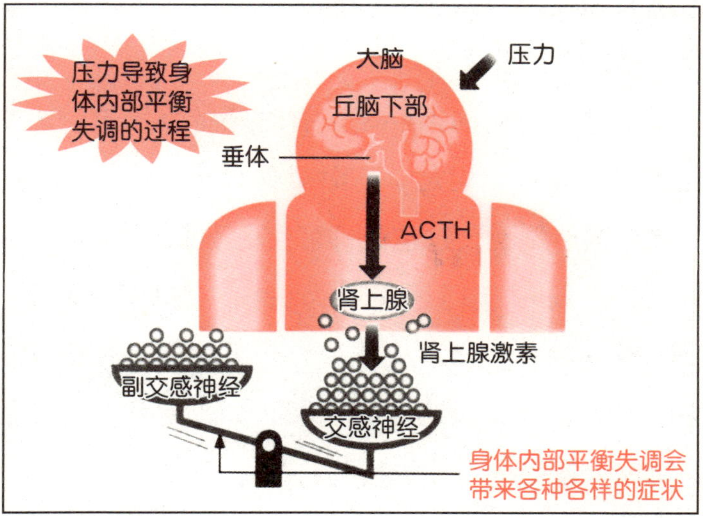

头、颈、肩表现出的症状——头痛、耳鸣都是压力引起的

压力过大引起的“精神感冒”——抑郁症的症状会在意想不到的地方表现出来。例如，在某所大学担任讲师的H先生，一直忙着准备要发表的学会论文，都顾不上睡觉。虽然每天忙碌，但是那时工作非常充实，自己也没有意识到已经承受了过多的压力。学会结束，H先生终于松了一口气。但是，三个月后他正接电话时，突然听不见任何声音。最初，H先生以为是电话出了故障，但是放下电话的一瞬间，他又突然感觉到剧烈的头痛和耳鸣。

第二天，H先生去内科就诊，却没有找到病因。不仅如此，H先生开始表现出不想去学校，突然觉得工作毫无意义，提不起精神等抑郁症状，这时他才第一次意识到“也许是抑郁症”。

压力过大引起的抑郁症，有时感觉到压力时，立刻就会表现出异常。但是，有时就像H先生一样，三个月后症状才突然显现。这也是抑郁症特别麻烦的地方。

另外，抑郁症还可表现为头痛、耳鸣、重听、肩酸、咽喉异物感、食不知味、口干舌燥等多种症状。一般去内科等就诊，很难查出病因。如果症状一直无法改善，建议大家咨询专业的精神科医生。

头、颈、肩表现出的症状

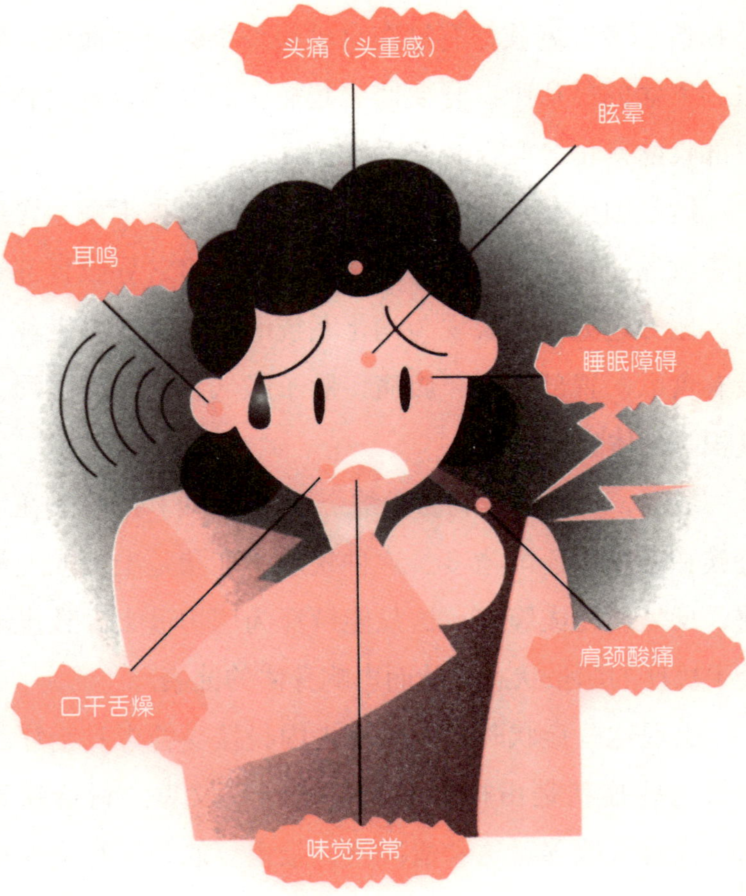

腹部表现出的症状——最常见的是对肠胃的影响

压力引起的肠胃疾病中，最为大家熟知的是胃溃疡和十二指肠溃疡。即使没有严重到得胃溃疡的地步，但是相信很多上班族都有过在自己很畏惧的上司面前，紧张到胃痛的经历吧。只要回想起痛苦的经历，就会感觉胃部收缩，非常难受。

这是因为感受到压力时，自主神经失去平衡，胃壁血管收缩，抑制胃黏膜的血流、胃液增多，导致胃部受损。压力过大时多表现为消化系统的症状，还会表现为没有食欲、胃部不适、腹痛、肚子胀气、便秘或腹泻、食积等具体症状。

最近，一种叫作肠易激综合征（188页）的疾病在上班族和学生中逐渐增多。这种疾病的症状是上班或上学前，反复便秘或腹泻。这只能解释为压力过大导致患者处于极度的紧张状态，从而影响身体的健康。

出现这些症状时，一般是去内科接受检查和治疗。如果这些症状是由抑郁症引起的话，仅靠内科诊疗无法得到有效改善。这种情况下，最重要的是进行全面检查，明确这些症状到底是抑郁症还是身体功能或脏器异常引起的。

腹部表现出的症状

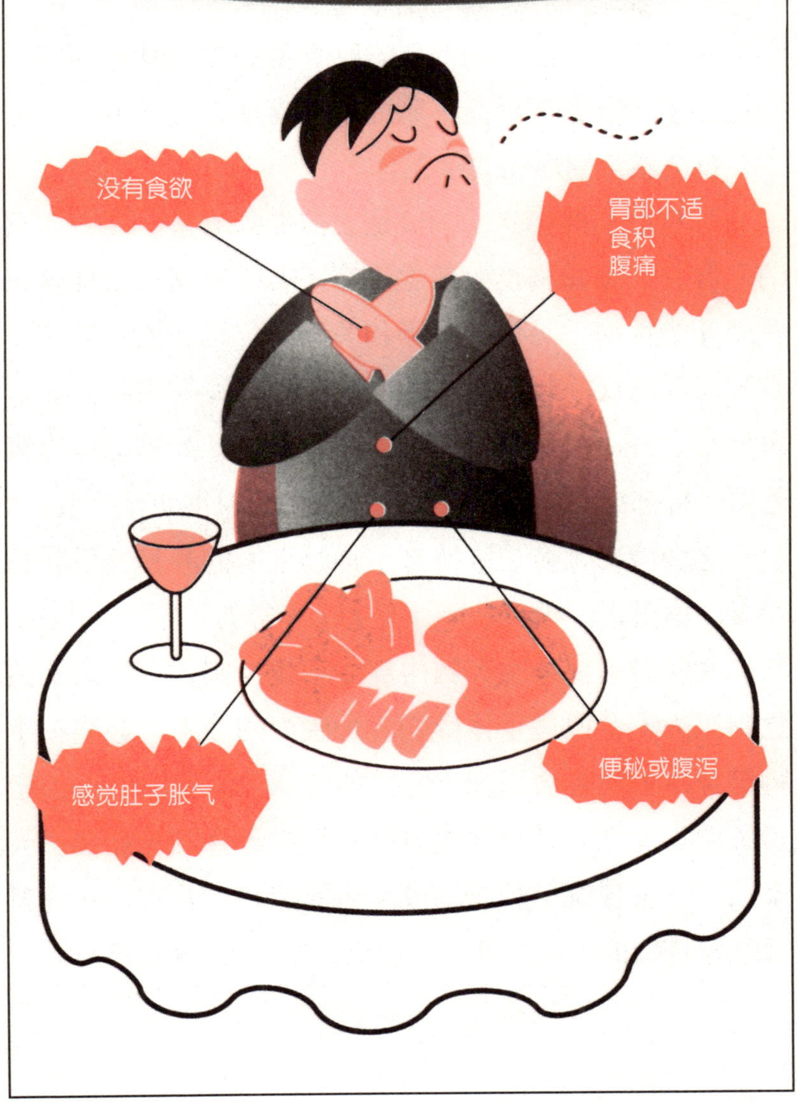

全身表现出的症状——身体疼痛、手脚麻木也是抑郁症引起的

一般认为，陷入抑郁状态时更易感受到身体疼痛。即使是正常状态下感受不到的细微疼痛，由于生命力低下，也会感觉到疼痛的存在。

一旦患上抑郁症，不仅是之前提到的头、颈、肩及消化器官，腰和胸也会感觉疼痛，有时牙痛还会加剧或背部开始疼痛。另外，手脚和关节部位也会感觉疼痛，有时还会出现手脚麻木、发抖或全身发冷等症状。通常医生都会开出镇痛剂来消除疼痛。但是，如果这些疼痛是由于抑郁症引起的，使用镇痛剂无法取得明显疗效。

这种情况大多是维持自主神经平衡的激素（甲状腺激素、雄激素、雌激素等）发生了异常引起的。

这些激素都是由大脑内部的垂体控制。一旦大脑感觉到压力，会通过垂体影响各种激素的分泌，甚至在手脚等身体末梢也会表现出一定的症状。另外，由于性激素失调，女性有时会出现月经不调或无月经等症状。大家很容易忽视像手脚麻木或疼痛等症状。其实，在这背后隐藏着抑郁症这个可怕的疾病，千万不能掉以轻心。

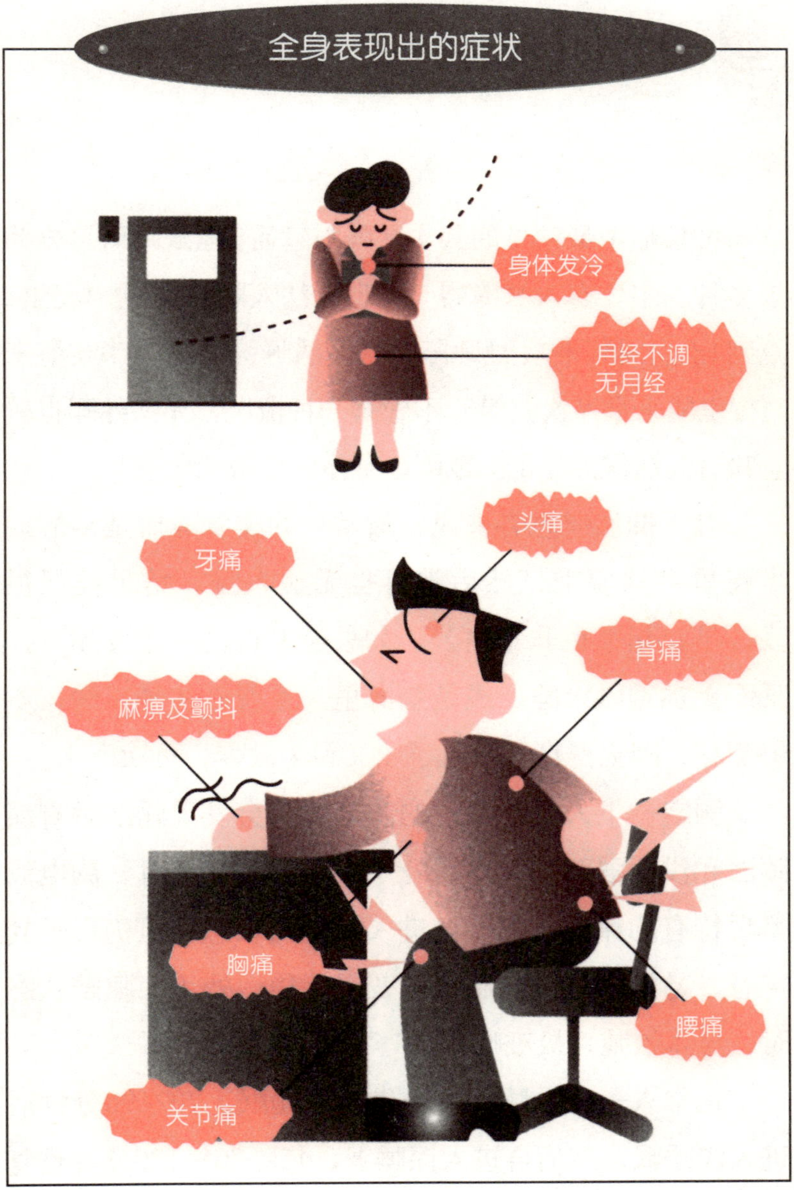
全身表现出的症状
身体发冷
月经不调
无月经
头痛
牙痛
背痛
麻痹及颤抖
胸痛
腰痛
关节痛

袭击全身的其他症状

半夜突然醒来，睡不着觉，是睡眠障碍吗？

抑郁症中最常见的其实是睡眠障碍。睡眠障碍可分为很多种。主要有入眠障碍（总也无法入睡）、早醒（夜里2点到4点之间醒来）、熟睡障碍（无法睡得很熟）、半夜醒来（夜里醒来很多次）等。不管哪一种情况，无法熟睡也就意味着无法保证充足的睡眠，身体无法放松休息。

对于抑郁症患者来说，最常见的睡眠障碍是早醒。半夜里突然醒来，然后就再也无法入睡。结果睡眠很浅，早晨起来也非常痛苦。如果逼迫自己一定要睡着，反而更加难以入睡，或是脑海里一直想着各种事情，不停翻身，刚觉得自己睡着了，又因为做梦，再次醒来。

测定一下人类睡觉时的脑电波，会发现睡眠时有深睡眠和浅睡眠两种状态。处于浅睡眠的状态时，脑电波呈现特有的律动，人们已进入无意识状态，但仍可听到声音，易被唤醒。当脑电波变得平稳，处于深睡眠状态时，身体松弛，极难唤醒。

正常人一旦入睡，首先进入深睡眠。70～90分钟后进入浅睡眠，然后再进入深睡眠，每隔70～120分钟重复这一过程，完成一个睡眠周期，直到早晨醒来为止。

但是，抑郁症患者的睡眠情况和正常人不同。正常人入睡后，应该立刻进入深睡眠，但是抑郁症患者睡眠的正常节奏被打乱，一旦入睡首先进入浅睡眠，本来应该在后面过程中出现的浅睡眠被提到了前面。不仅睡眠出现障碍，体温和激素分泌的节奏也被打乱，从而导致身体出现各种异常状况。

如果这种失眠状态持续两周以上，工作效率就会变低，错误不断，食欲也逐渐消失。因此，体重会不断减轻，食不知味，脸色和身体状况逐渐变差。患者如果察觉到这一点，反而更睡不着。因此，抑郁症患者很容易陷入这种恶性循环里无法解脱。

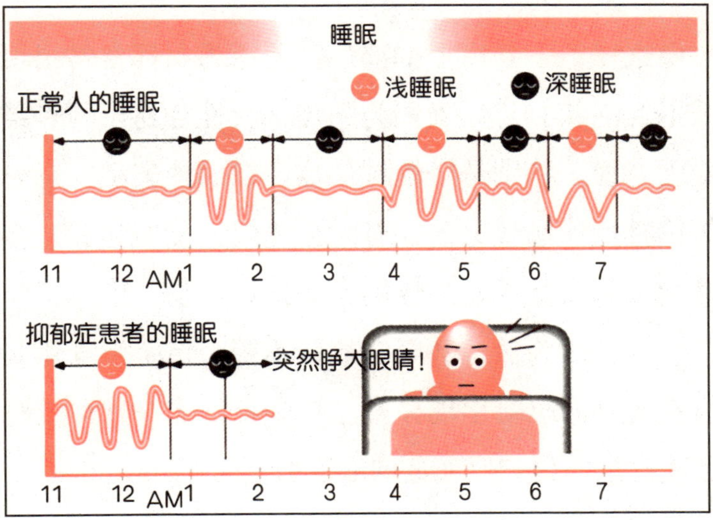

阳痿的原因也是抑郁症

个体经商者S先生（35岁）和妻子、两个孩子共同生活，是典型的好爸爸。最近，S先生总觉得身心俱疲，性欲减退，性生活也出现障碍。去泌尿科检查，没有发现任何身体异常。医生开了些维生素，服用之后也没有任何效果。于是，S先生做了全面体检，包括血液检查、心电图、脑电波检查、尿液检查等，所有的脏器都检查了一遍，也没有发现任何异常。

但是，在精神科接受心理状态检查时，医生在有关抑郁的心理测试里发现了问题。S先生被诊断为抑郁症，开始接受抗抑郁药治疗和精神疗法，结果身体重新焕发活力，性生活也恢复了正常。

像这样，一旦患上抑郁症，无论男女都常常出现性欲减退等症状。男性表现为阳痿，女性容易出现月经不调或无月经。特别是轻性抑郁症，在感情紊乱、意志减退等精神症状显现之前，有时会表现出类似症状。多数女性会去妇科就诊，男性则会坚持认为是“因为工作太累了”，不以为然，甚至会放任不管。但是，身体其他部位在此期间也会出现异常。直到抑郁症非常严重时，自己才会意识到“原来是抑郁症引起的呀”。

性欲减退也是抑郁症引起的

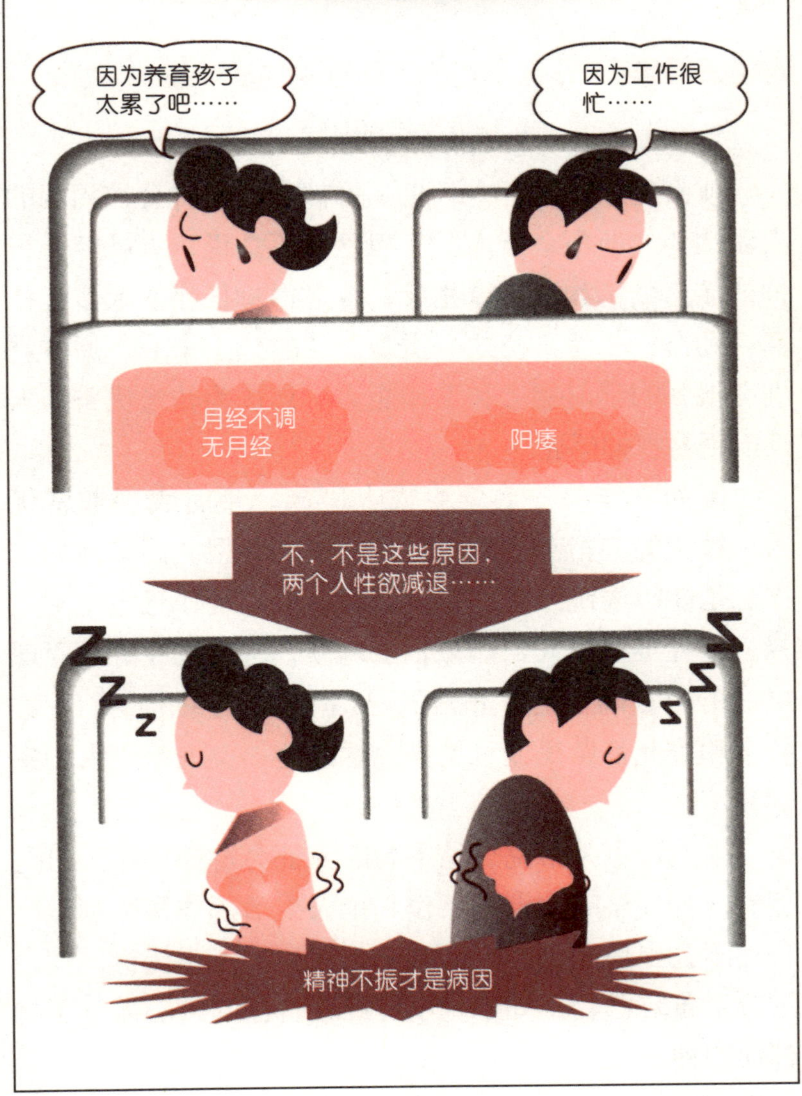

哪种人容易得抑郁症?

规规矩矩、一丝不苟的人更容易得抑郁症

有些人更容易患上抑郁症吗?

前面已经说过，一旦患上抑郁症，有时会被周围的人误认为“他是个懒人”。但这并不是说懒人就容易得抑郁症。倒不如说恰恰相反，容易得抑郁症的人多是认真、勤奋、一丝不苟这一类型。从趋势上来看，原本就拥有很强的学习能力和工作能力，被认为非常优秀的人反而更易得抑郁症。

例如，作为一名学生或上班族，平时表现非常优秀，被称为“精英”的人就是其中的典型。因为他们工作总是能够准确缜密地完成，义务感和责任感也比别人强。这种类型的人，如果是上班族，可能已经升任管理层，乍一看确实是“非常能干”；如果是家庭主妇，家务事和育儿都做得无可挑剔。这是这一类人给别人的感觉。

当然，也并不说一丝不苟的人都会得抑郁症。只是拥有这种性格的人，当工作和个人生活都非常顺利时，自然不会出现问题。但是，一旦遇到一点小挫折，就会过分责备自己，不知不觉中已经在自己的内心播下了抑郁症的种子。

容易得抑郁症的性格

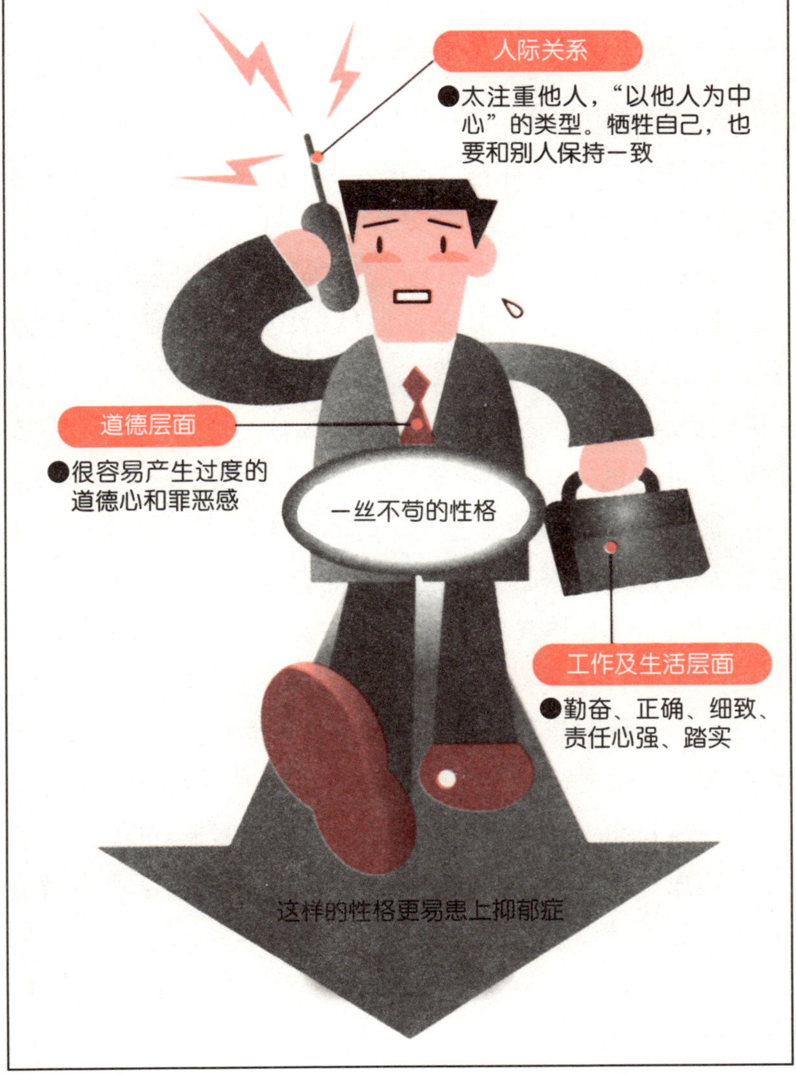
人际关系
●太注重他人，“以他人为中心”的类型。牺牲自己，也要和别人保持一致
道德层面
●很容易产生过度的道德心和罪恶感
一丝不苟的性格
工作及生活层面
●勤奋、正确、细致、责任心强、踏实
这样的性格更易患上抑郁症

抑郁症的诱因有哪些？

引发抑郁症的因素多种多样

从性格上来看，一丝不苟的人更易得抑郁症。其实，即使不是这种性格，只要存在某些诱因，任何人都有可能患上抑郁症。

例如，上班族由于公司裁员等工作环境恶化导致压力累积，从而诱发抑郁症；退休后由于生活环境发生改变，在家里无所事事，意志逐渐降低，好像生命的活力都在之前漫长的社会生活中燃烧殆尽一样，一种无力感猛然袭来，也会诱发抑郁症。

家庭主妇呕心沥血把孩子抚养长大，当孩子独立离开家后，会感受到内心世界的巨大空虚，也会引发抑郁症。有时，为了填补这种空虚感，有些人会在家里的厨房等地方偷偷喝酒，这一类人被称为“厨房里的酒鬼”，严重时还会发展为酒精依赖。另外，小孩子在学校里被欺负，拒绝去上学，这种情况反复出现，也容易发展为抑郁症。

有时抑郁症与性别和年龄无关。当身边的家人、朋友生病或去世时，我们感受到的巨大压力也会成为诱发抑郁症的因素。另外，如果疾病久治不愈，也会陷入抑郁状态。实际上，抑郁症的诱因多种多样，就像在我们身边布满了地雷一样危险。

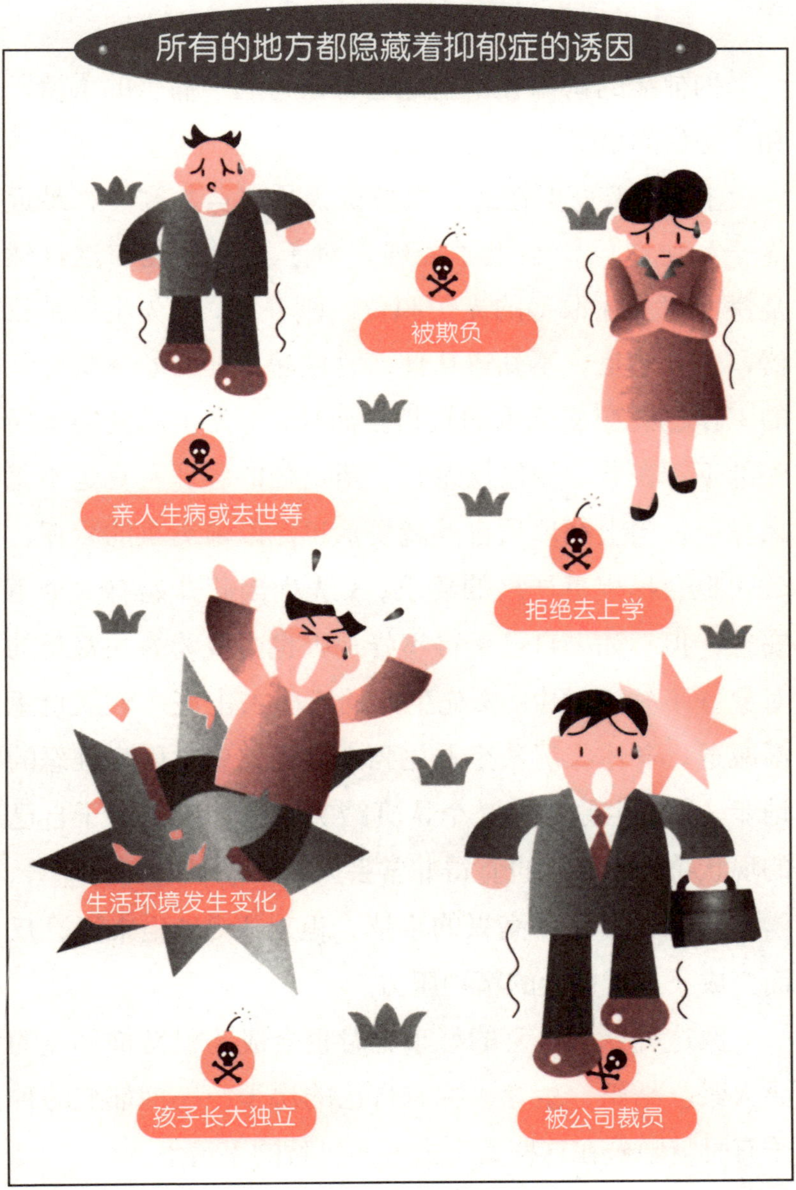
所有的地方都隐藏着抑郁症的诱因
被欺负
亲人生病或去世等
拒绝去上学
生活环境发生变化
孩子长大独立
被公司裁员

好事也会引发抑郁症

抑郁症的诱因并不全是通常认为的“痛苦的事情”和“悲伤的事情”。

上班族C先生在公司内被认为是“努力家”，最近终于如愿以偿，当上了经理。对于本人来说，这自然是拼命努力才取得的光荣职位。刚开始，C先生精神百倍，干劲十足。不知道从什么时候起，他开始感觉每天的工作已经变成沉重的负担。而且，C先生总觉得上司和部下都在背后偷偷议论，“新上任的经理可真是不怎么样”。当上经理后自然就要承担比以前更重的责任，公司也会提出更严格的要求。C先生因此开始有一种不安感，担心如果自己干得不好是否也会成为公司裁员的对象。不知不觉中，C先生开始不想去上班，食欲也逐渐减退，身体状况甚至恶化到上班之前感觉腹痛难忍的地步。C先生原本就是个认真踏实的人，所以对于自己的现状特别生气，也觉得非常丢人。

升职原本是件高兴的事情，但对于C先生来说，反而变成了一种巨大的精神压力。

像这种令人羡慕的好事有时也会成为引发抑郁症的导火索。结婚、生育、拥有自己的房子……抑郁症的种子有时就隐藏在这些看上去可喜可贺的事情里。

抑郁症隐藏在看上去可喜可贺的事情里

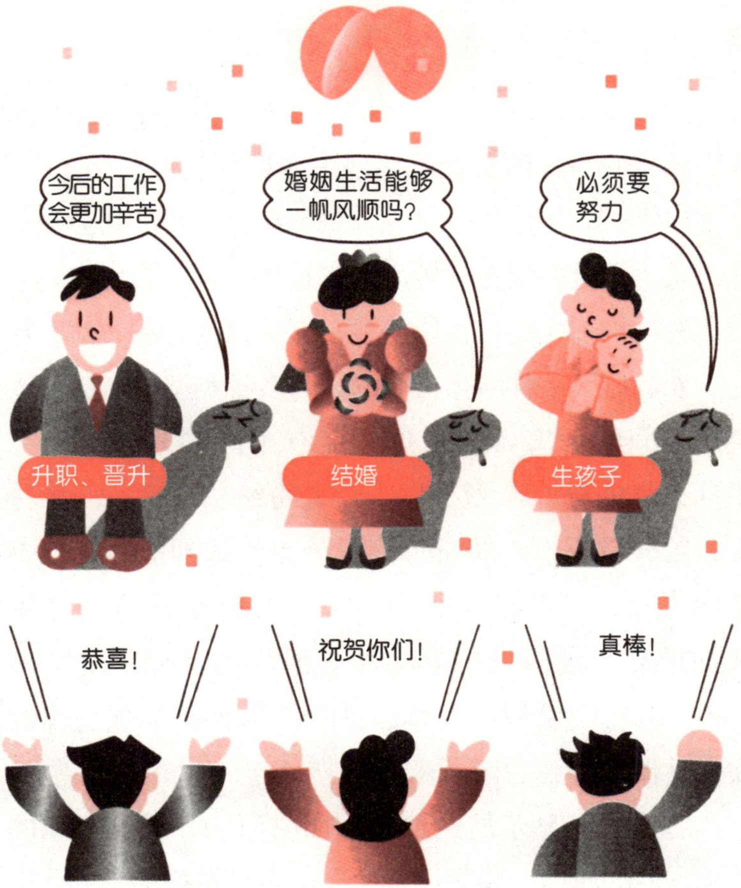

抑郁症的诱因并不全是“痛苦的事情”和“悲伤的事情”

抑郁症可以分为很多种

过去，通常是按照原因来分类

之前描述了抑郁症的典型特征，即心情变得无比沉重，精神和身体两方面都表现出多种症状。

但是，并不是说一旦患上抑郁症，上述症状会全部体现出来。有时，仅在精神方面或是身体方面表现出相应症状。有的抑郁症能够很快治愈，有的则会久治不愈。抑郁症的发病原因多种多样，可以分为多种类型。

不同的研究者对于抑郁症有不同的分类方法。采用什么样的标准来划分也是众说纷纭。最近，开始按照症状的轻重程度，将抑郁症分为重性抑郁症和轻性抑郁症两大类。一般还是按照原因，将抑郁症分为身体因性抑郁症、内因性抑郁症和心因性抑郁症三类。学者Kielholz特别说明了身体因性和心因性抑郁症之间的关联，具体内容如右图所示。

右图纵轴显示的是身体方面的原因，横轴显示的是精神方面的原因。抛物线越往上，表示在抑郁症的病因方面，身体方面的原因占的比重越大，如大脑发生病变等。抛物线越往右，则表示精神方面的影响引发抑郁症的比重越大。

Kielholz对于抑郁症的分类

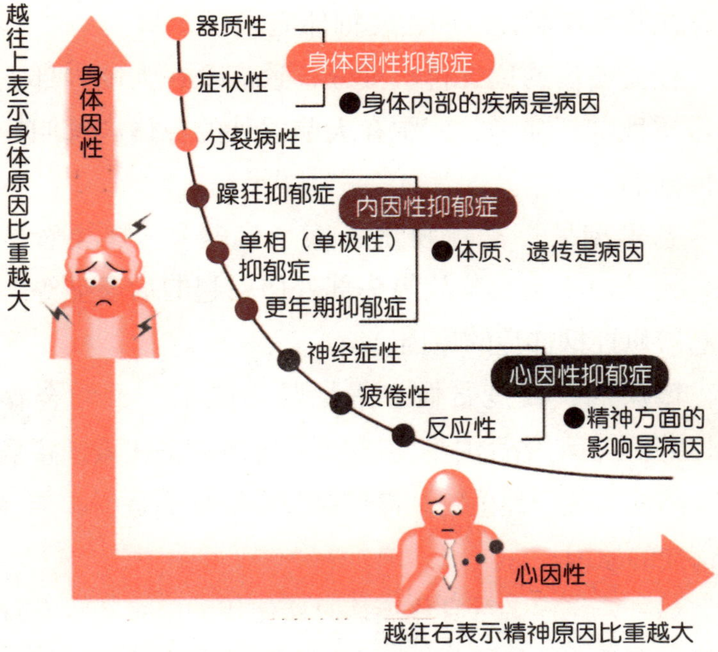

●器质性：大脑内部存在某种疾病（参照56页）
●症状性：身体方面存在某种疾病（参照56页）

●分裂病性：近似于精神分裂的抑郁症

●躁狂抑郁症：抑郁状态和躁狂状态反复发作的抑郁症（参照58页）
●单相抑郁症：仅抑郁状态反复发作的抑郁症（参照58页）
●更年期抑郁症：中年以后容易患上的单相抑郁症（参照58页）

●神经症性：本人完全没有察觉的心理原因的产物（参照60页）
●疲倦性：长时间心理压力的产物（参照60页）
●反应性：由某种特定的原因引起的抑郁症（参照60页）

身体因性抑郁症——引起抑郁症的疾病隐藏在身体某处

身体因性抑郁症是指原本在患者大脑内部和身体某处存在某种疾病，从而诱发抑郁症。

根据疾病的位置再次细分，致病源在大脑内部，叫作器质性抑郁症。致病源在大脑之外的身体内部叫作症状性抑郁症。

老年痴呆、动脉硬化、癫（癫痫）、脑肿瘤等疾病，或是由于交通事故等头部外伤引起的后遗症等，是引起器质性抑郁症的原因。

糖尿病、重度贫血、慢性肾功能不全、帕金森病（190页）、消化性溃疡（189页）等各种消化系统疾病，以及结核、流行性感冒、慢性关节炎等疾病是引起症状性抑郁症的原因。

另外，治疗各种身体疾病时所使用的很多药物有时也会使患者陷入抑郁状态。这也被归结为身体因性抑郁症。

这一类典型的药物包括各种镇痛药、抗生素、抗癌药、强心药（189页）、降压药、精神兴奋药、肾上腺皮质激素药（类固醇剂，190页），以及抑制排卵药等。这些药物会引起忧郁或抑郁症等。一定要注意，在这些药物里，如果长期服用降压药、类固醇剂、抑制排卵药，很容易引发抑郁症。

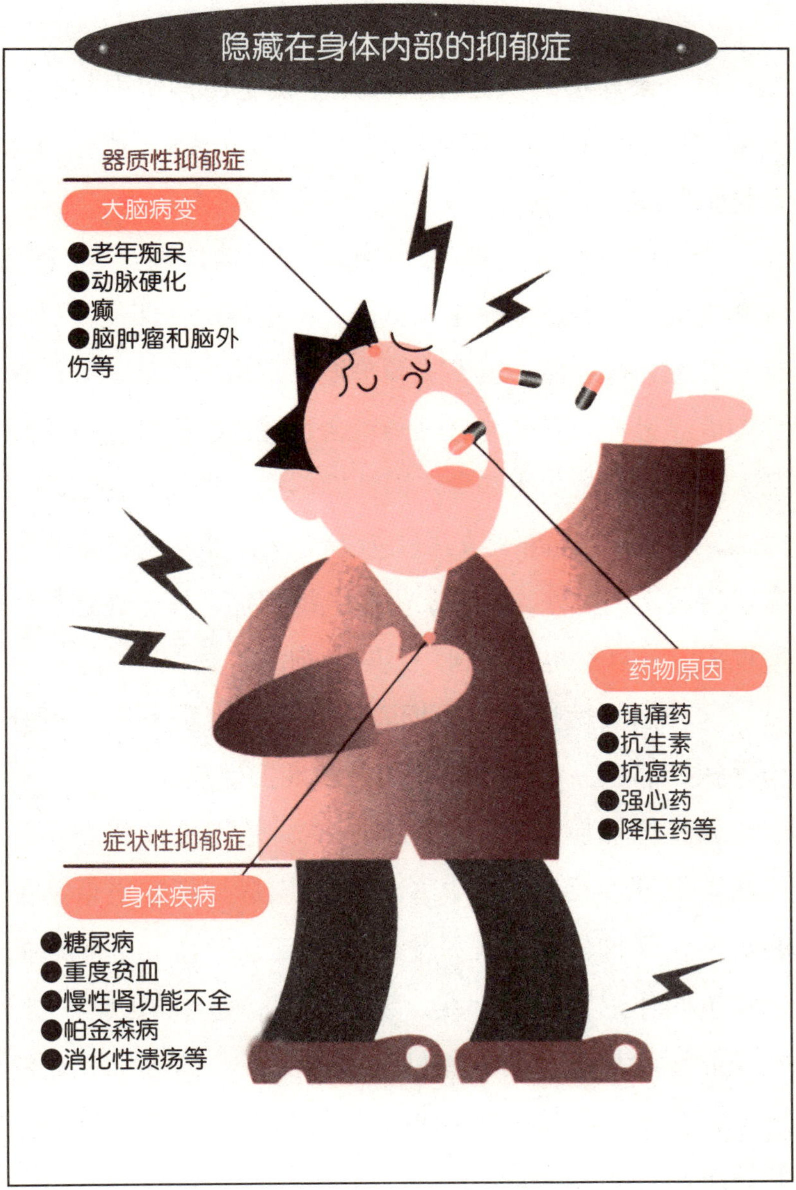
隐藏在身体内部的抑郁症
器质性抑郁症
大脑病变
●老年痴呆
●动脉硬化
●癫
●脑肿瘤和脑外伤等
药物原因
●镇痛药
●抗生素
●抗癌药
●强心药
●降压药等
症状性抑郁症
身体疾病
●糖尿病
●重度贫血
●慢性肾功能不全
●帕金森病
●消化性溃疡等

易患抑郁症的体质导致内因性抑郁症

接下来介绍的内因性抑郁症主要是由体质引起的。大部分内因性抑郁症都是反复发作的，所以又被称为循环性抑郁症。

在诊疗中经常会被问，“抑郁症会遗传吗？”这个问题其实很难回答。抑郁症并不是一种遗传病，即使父母中有一方患有抑郁症，也不能简单地下定论。但是，如果查看抑郁症患者的家谱，有时确实会发现拥有抑郁症体质的亲人。如果不是前述的身体因性抑郁症，也没有特定的压力源，却表现出抑郁症的相关症状，有时也会考虑是否存在遗传因素。另外，如果父母患上抑郁症，孩子在这种环境里成长，自然也会受到一定的影响。

这种内因性抑郁症根据心情起伏的表现方式，可分为躁狂抑郁症、单相抑郁症和更年期抑郁症。

躁狂抑郁症也叫作二相抑郁症，是指抑郁状态和躁狂状态周期性反复发作。单相抑郁症是抑郁症里最常见的类型，仅抑郁状态在一定时间内反复发作。更年期抑郁症也叫作迟发性抑郁症，发病较迟，是中年以后（45岁以后）容易出现的单相抑郁症。另外，躁狂抑郁症发病率较低，单相抑郁症和更年期抑郁症最近有明显增多的倾向。

什么是内因性抑郁症

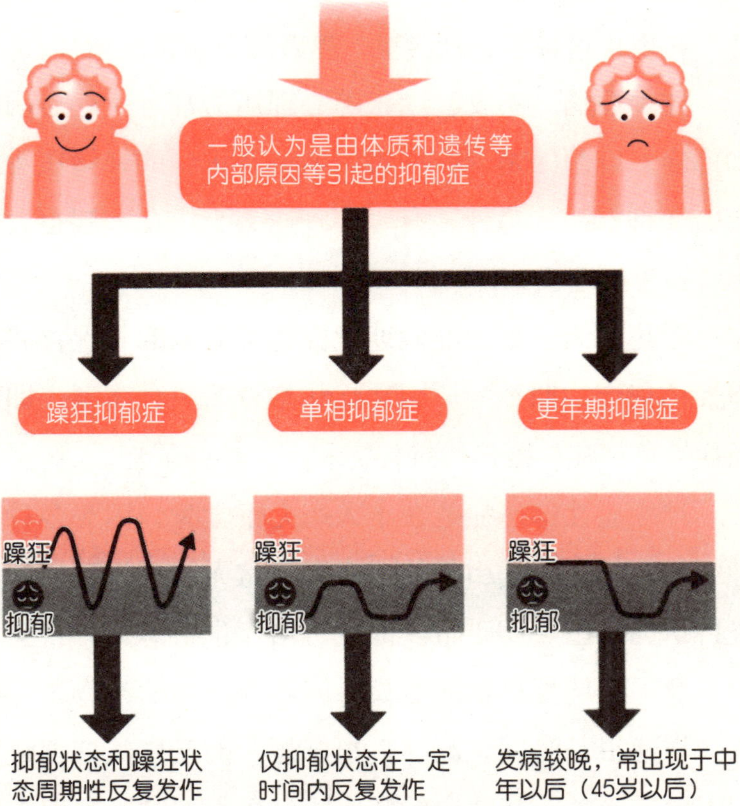

躁狂抑郁症发病率较低，单相抑郁症和更年期抑郁症最近有明显增多的倾向

精神方面的内心纠葛和压力导致心因性抑郁症

最后介绍的心因性抑郁症是由精神上的重压引起的。按照病因来划分的话，这一类型的患者最多。而且，在现代这种压力社会里，患者的数量持续增加。

各种烦恼、不安、紧张等心理压力都可引起心因性抑郁症。麻烦的是，有些难以明确意识到的轻微压力也会引发抑郁症。另外，有时多种压力交织在一起也会使患者备受折磨。

因此，为了更加准确地把握这种复杂的状况，将心因性抑郁症按照致病原因和症状细分为三种类型，即神经症性抑郁症、疲倦性抑郁症和反应性抑郁症。

神经症性抑郁症是在本人毫无察觉时，因为各种精神纠葛交织在一起引起的，患者通常无法意识到原因，坚持认为自己一切正常。因此，治疗也很麻烦，常会久治不愈。疲倦性抑郁症是长时间心理压力的产物，往往也会拖延很长时间，治疗也很麻烦。而反应性抑郁症的病因比较简单，是特定的压力或经历引起的，只要查明病因，很容易治愈。

总之，必须查明引起抑郁症的压力是什么，然后设法打破现有状况。重要的是综合使用药物治疗和精神治疗。

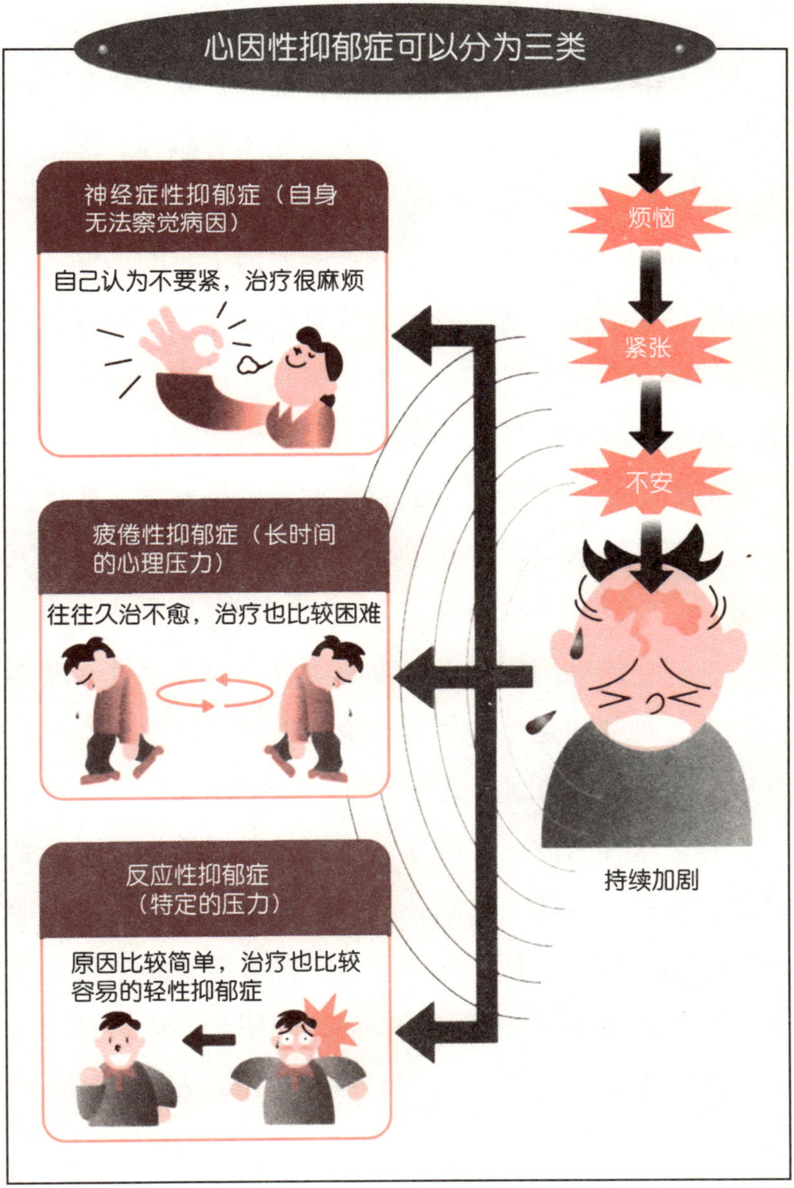
心因性抑郁症可以分为三类
神经症性抑郁症（自身无法察觉病因）
自己认为不要紧，治疗很麻烦
疲倦性抑郁症（长时间的心理压力）
往往久治不愈，治疗也比较困难
反应性抑郁症（特定的压力）
原因比较简单，治疗也比较容易的轻性抑郁症
烦恼
紧张
不安
持续加剧

今后，按症状划分比较切实可行

之前介绍了按照病因划分抑郁症。其实在抑郁症的分类里还有另一种标准——那就是先不管病因，而是按照症状优先的原则进行分类。

抑郁症并不仅是某一个特定的原因引起的。例如，即使有的患者被诊断为身体因性抑郁症，即隐藏在身体内部的疾病引起的抑郁症，但是引起发病的导火索经常是来源于生活中的压力。另外，即使被诊断为心理压力引起的心因性抑郁症，多数患者的大脑也发生了变化。因此，很多时候难以判断导致抑郁症发病的直接原因究竟是哪一个。

抑郁症的病因实际上很难明确划分为心因性、身体因性等。抑郁症是每个患者自身的感受性、性格和生活环境等各种复杂的因素交织在一起的产物。

基于这种考虑，现在逐渐不再按照原因划分，而是按照症状程度及持续时间，将抑郁症划分为重性抑郁症和轻性抑郁症。这种分类方法之所以日渐受到重视，主要是因为按照治疗一般身体疾病，即明确病因后加以改善使身体康复的方式来治疗抑郁症，很难取得成功。

抑郁症按照症状分类更加清晰

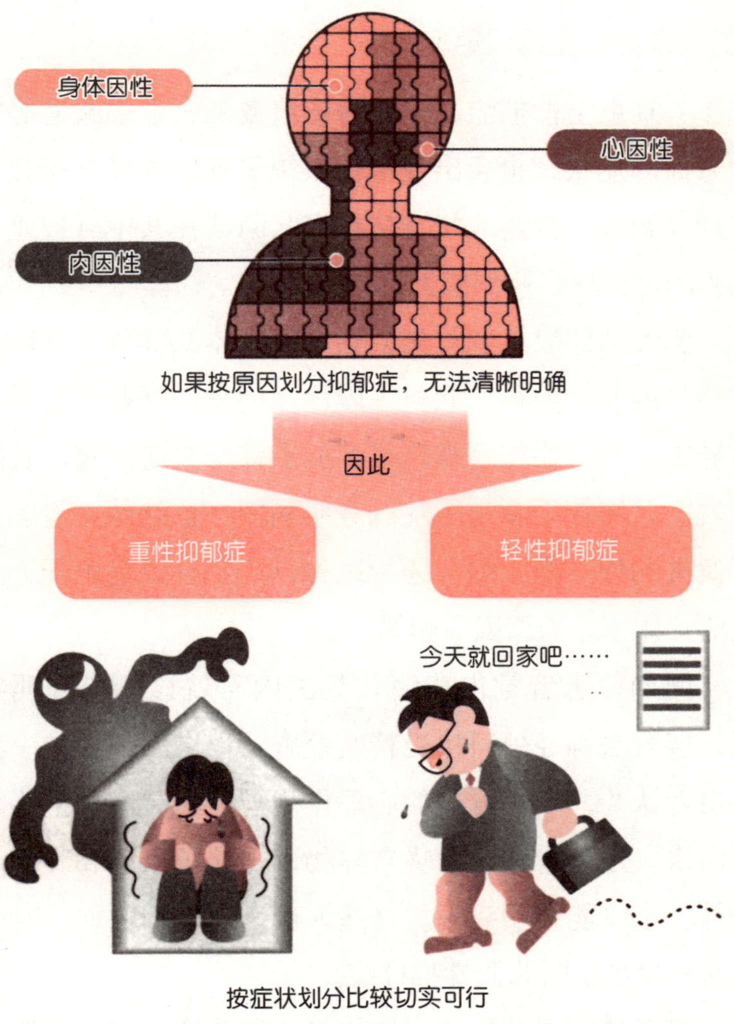

什么是假性抑郁症？

假性抑郁症最显著的表现是各种身体症状

一旦患上抑郁症，伴随着感情紊乱、意志减退等精神方面的症状，也会出现消化系统等身体的异常症状。这种仅表现出身体症状，精神症状隐藏在其中（被遮盖住）的抑郁症，叫作假性抑郁症。

假性抑郁症患者首先会感觉到身体某部位不舒服，常会去内科、外科、妇科等就诊。但是，一般都检查不出异常，所以往往会辗转很多科室甚至其他医院，长时间就医。辗转于多家医院以查明病因，也就是“看医生好像去购物一样”的行为。这种行为可以说是由于无法查清身体不适的原因引起的。

例如，患者觉得头痛，先去内科就诊没有查明病因，接着去神经外科接受精密检查，也未发现异常。结果患者认为，“是自己的心理作用吧”，就没再把头痛当回事。还有人感觉喉咙有异物，辗转于内科和耳鼻喉科等，也没能查明病因。这些人最后到精神科就诊时，才第一次被诊断为假性抑郁症。

假性抑郁症最显著的身体症状是身体无力、疲倦、食欲缺乏、疼痛、头晕、肩酸、失眠等。

当然，即使身体出现上述症状，也不会有人立刻想到“自己患上假性抑郁症”。但是，如果再进一步追究，就会发现背后隐藏着活力和意志减退等精神症状。

伴随着身体症状的不断恶化，患者会有莫名的紧张、焦虑，有时也会表现出提不起劲做任何事情等消极的精神状态。另外，也有的假性抑郁症的类型是精神症状和身体症状交替出现。

精神症状和身体症状到底是怎样表现出来的，对于不同的抑郁症患者来说，情况也是完全不同的。一般认为，一旦患上抑郁症，首先多表现为身体症状非常明显的假性抑郁症的状态。

身体症状下面隐藏着精神方面的症状

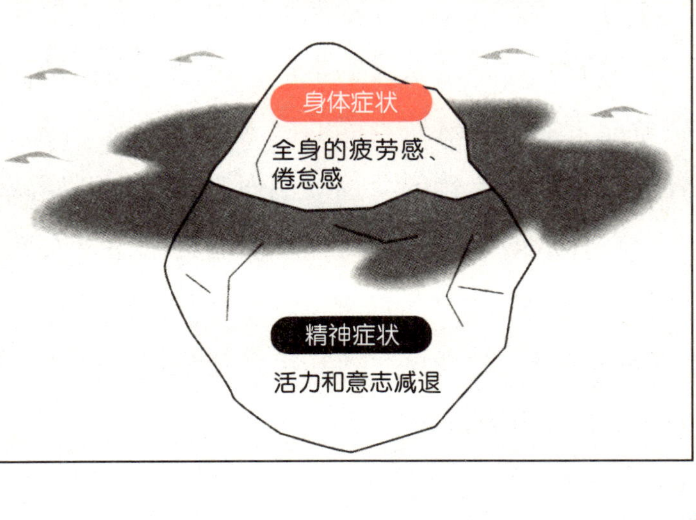

假性抑郁症的全身症状和局部症状

如果患上假性抑郁症，身体会表现出什么症状呢？这也是因人而异的，不能一概而论。但是，大致可分为全身症状和局部症状。

首先来看全身症状。假性抑郁症最常见的症状是全身的疲劳感、倦怠感。很多人会把身体的倦怠感看成只是有些疲劳的缘故。但奇怪的是无论怎么休息都无法恢复。即使周末充分休息，周一还是觉得很疲倦。

另外，像睡不好觉之类的失眠和睡眠障碍等也是假性抑郁症常见的症状。尤其是早醒，即在夜里2点到4点左右这一期间醒来的睡眠障碍非常多。如果持续失眠，工作效率就会降低，同时身体也会出现各种异常。

还有，食欲缺乏、性欲减退等也可以看作是全身症状。食欲和性欲都是人类的本能。但是，由于抑郁症患者生命能量低下，这些本能的欲求也会逐渐下降。如果一直食欲缺乏，自然就会逐渐消瘦，体重也开始减轻。另外，在性欲减退方面，男性多表现为阳痿，女性多出现无月经等症状。

假性抑郁症的全身症状其实就是从这种身体异于平常的不协调中开始的。

和全身症状不同，局部症状的特点是身体局部出现明显异常。最常见的是肠胃症状，包括恶心、呕吐、腹痛，还有便秘、味觉异常、吞咽困难、胃灼热，食管或咽喉异物感等。这些症状如果长期持续，一般会被诊断为慢性胃炎或过敏性肠症候群等，而常常忽视了隐藏在其中的抑郁症。

另外，心脏会出现心悸、胸部不适、心绞痛发作等症状。还有，青春期出现的起立性调节障碍（191页），表现为会伴随心悸或站起时眩晕等。很多时候，疑似起立性调节障碍其实就是假性抑郁症。所以，要注意伴随有全身倦怠、头痛、腹痛等症状的疾病。

呼吸系统出现的症状主要有胸痛、过度通气综合征（190页）、呼吸困难等。判断是否抑郁症，最明确的标志应该是“叹气”。要特别注意无意识的不停叹气。

其他还有头痛、肩酸、肌肉疼痛、背痛、腰痛、手脚麻木或疼痛等多种症状。另外，泌尿及生殖系统会出现尿频、睾丸疼痛、尿痛等。交感神经和副交感神经平衡失调引起的自主神经症状表现为口渴、出汗、眩晕、视物模糊、耳鸣等。

假性抑郁症伴随有多种局部症状，这些局部症状最大的特点是疼痛。

腹痛、胸痛等全身都能感受到的疼痛，以及睡眠障碍、倦怠感可以并称为假性抑郁症的三大症状，出现频率非常高。抑郁症患者的疼痛对镇痛药不敏感。

为了让身体恢复正常，最重要的是必须明确隐藏在假性抑郁症深处的精神症状，然后进行适当的治疗。

局部症状

消化系统

口渴
恶心
味觉异常
食管异物感
便秘

呼吸、循环系统

胸部压迫感
前胸部疼痛
心动过速、心悸
呼吸困难

泌尿、生殖系统

尿频
尿不尽
尿痛
月经不调

全身症状

倦怠感
疲劳感
体重减轻
睡眠障碍

假性抑郁症的身体症状

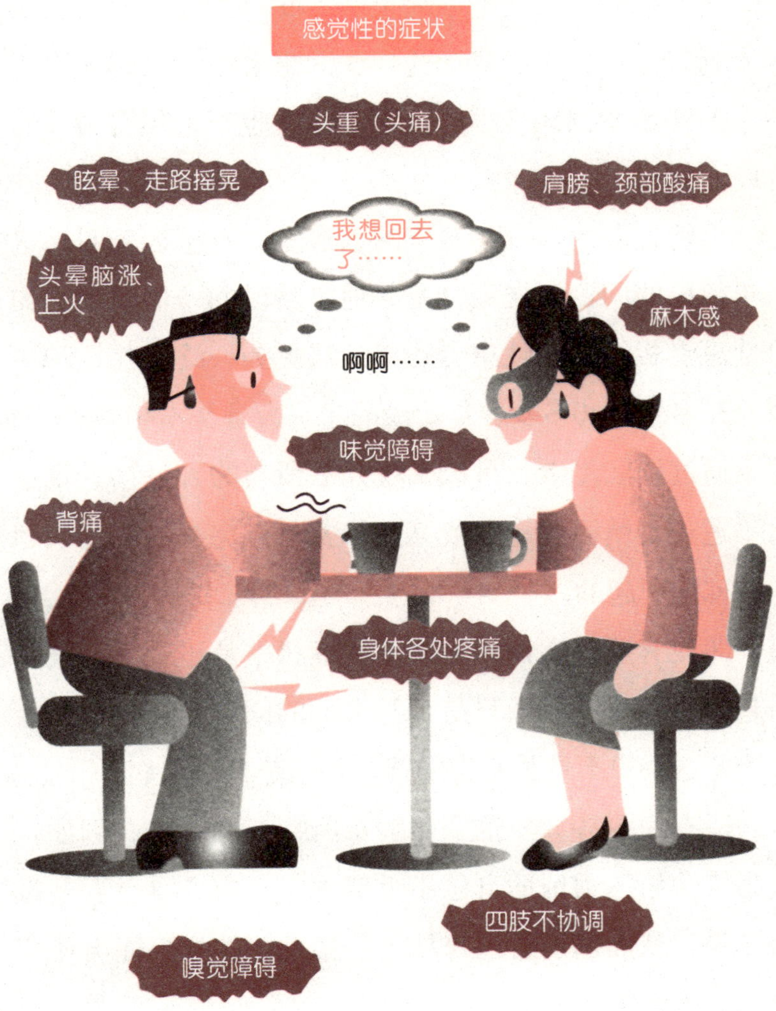
感觉性的症状
头重（头痛）
眩晕、走路摇晃
肩膀、颈部酸痛
我想回去了……
头晕脑涨、上火
麻木感
啊啊……
味觉障碍
背痛
身体各处疼痛
四肢不协调
嗅觉障碍

年富力强的30多岁更易患上假性抑郁症

在充满压力的现代社会，前去精神科就诊的人数激增。我们来分析假性抑郁症患者不断增加的原因。从10多岁到70多岁，年龄层如此广泛的患者中，以30多岁为中心的20多岁到50多岁的人最多，这也正是年富力强的阶段。

男性患者尤其以30多岁的人居多。有报告表明，这一年龄段的门诊患者数量是其他年龄段的一倍以上。和男性患者相比，女性患者的年龄层更为广泛，并且20多岁、30多岁、40多岁各年龄段的患者数量基本相同。

通过询问患者，可以发现几乎所有的人最初感觉身体不适或心情不好，以及某些异常时，完全没有意识到是抑郁症引起的。

即使有些人意识到这些不适症状“是不是压力过大引起的？”或“好像只是精神方面的问题”，也往往会认为“这些只不过是心情问题，并不是自己生病了”。

还有一些30多岁这个年龄层所特有的想法。例如，认为“输给压力证明自己不够努力”，或“自己真是没用”等，从而逼迫自己跨越这一难关。这样反而会使症状进一步恶化。

按性别、年龄来分假性抑郁症

女性
（140人）

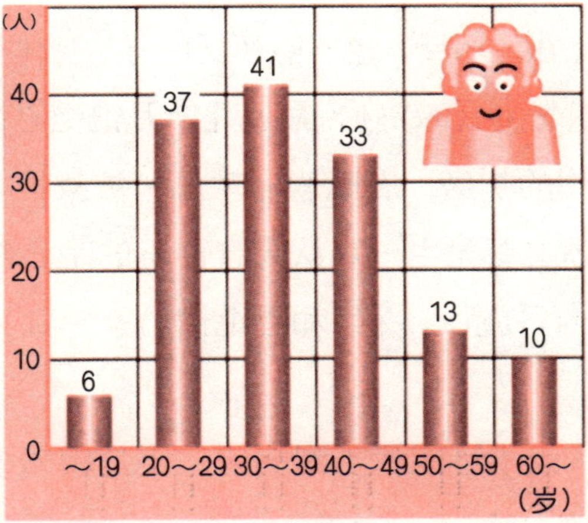

男性
（108人）

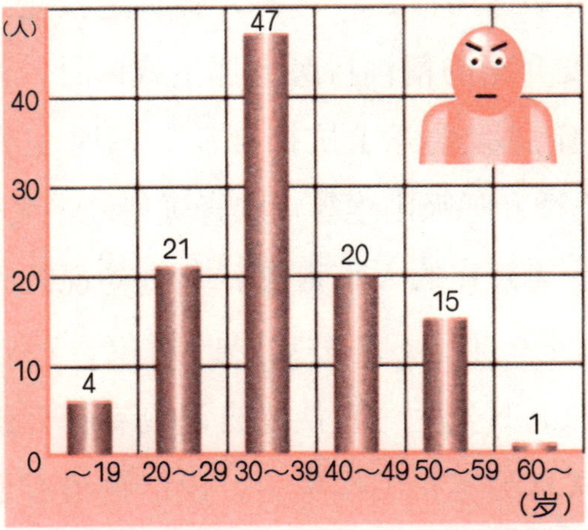

男女合计
～19岁
10人
20～29岁
58人
30～39岁
88人
40～49岁
53人
50～59岁
28人
60岁～
11人

［东邦大学医学部心疗内科就诊患者病例，参考《名家医书系列　抑郁症》（法研）］

准确诊断假性抑郁症

之前介绍了假性抑郁症的特点。不同于先表现出精神症状的抑郁症，假性抑郁症很难查明，仅靠身体症状很难意识到它的存在。相反，也不能怀疑所有的身体症状。

上班族N先生（39岁），最近几个月饱受心悸和呼吸困难反复发作的折磨。有时胸痛难忍，被救护车送到医院急救过两次。N先生一直认为自己得的是心绞痛，然而去心血管内科就诊，X线和心电图检查等都未见任何异常。

N先生认为不可能找不到病因，于是辗转多家医院就诊。自诉是心绞痛，总算拿了些药，却没有任何效果。N先生不知道为什么会这样，感觉走投无路。直到有一天去朋友介绍的精神科医生那里就诊时，才被诊断为假性抑郁症。医生开了抗抑郁药，同时配合精神疗法，N先生心悸和呼吸困难等症状奇迹般地消失了。

N先生是某公司的人事科长，负责劝说公司准备辞退的职员。因为自己不是被辞退的对象，和被迫离开的职员比起来，N先生一直认为自己没有什么压力。而且，N先生认真踏实，工作努力，说话也很有说服力，即使来医院就诊，也是非常从容，没有表现出一丝慌乱。也正因为这样的性格，才升任人事科长，N先生也从来没有想过自己会得抑郁症。

但是，N先生每次发作必定是在和确定被公司解雇的职员面谈前后。N先生也经常感叹，“现在回想起来，自己的身心也在不知不觉中被过多的压力和不良情绪侵蚀了”。能够这样想，其实也就意味着N先生即将痊愈了。

像N先生这样，有时在身体不适的背后隐藏着抑郁感，同时还伴随有活动欲望减退、工作或学业成绩停滞及低下等症状时，就应该怀疑患上假性抑郁症了。

另外，抑郁症一般在早晨起床时和上午，症状会很强烈地表现出来。中午开始会轻松一些，傍晚到夜里几乎感觉不到。像这样，症状在一天之内不停变化的情况叫作日内变化。此外，还有季节变化，就是根据季节的不同，症状有时非常强烈，有时又不太明显，而且这种状况反复出现。

另外，有的患者从年轻时就反复发作好多次，还有的患者则是进入中老年之后才首次发作。表现出来的症状也各不相同。

不管怎样，最重要的是要把自己交给医生诊断，外行人妄下定论是非常危险的做法。

很难和抑郁症区分开的心身障碍是身体疾病

有一种心身障碍的疾病很难和抑郁症区分开。

心身障碍也是由压力引起的身体某部位出现异常的疾病。和抑郁症一样，心身障碍的身体症状也是多种多样。有时，与生活习惯相关的高血压、心肌梗死（心肌梗塞）、胃溃疡、十二指肠溃疡、糖尿病、支气管哮喘、慢性关节炎、特异性皮炎、月经不调、不孕症、抽搐（191页）、梅尼埃病（美尼尔病，191页）、阳痿等也是心身障碍，涉及内科、儿科、外科、妇产科等很多科室。

另外，心身障碍的症状特点并不是不明原因的全身倦怠感，而是表现在比较特定的某个脏器或器官上。

24岁的公司职员K小姐由于过度减肥导致厌食，被诊断为神经性厌食（191页）。K小姐来就诊时，全身已经没有多少肌肉，瘦骨嶙峋，也停经很长时间了。当医生试着问她时，发现K小姐对于肥胖的厌恶感非常强烈。即使都已经瘦到如此程度，本人依然固执己见，觉得“自己还是太胖，想要减肥，不想吃东西”。

而且，即使只吃了一点东西，K小姐也会反复把手指伸到喉咙深处，马上吐出吃下的食物。

顺便说一下，K小姐检查的结果是身心都未见任何异常。

这其实就是典型的心身障碍引起的进食障碍（192页）的病例。症状如果进一步恶化，患者必须住院接受治疗。通过输液补充高热量的物质使体重恢复正常，同时配合精神疗法。但是，如果不唤起本人进食的欲望，即发自内心地“想要吃东西”，出院以后还是有可能再次发病。

像这样，心身障碍和抑郁症虽然有很多共同症状，但是，心身障碍不会出现神经症或抑郁症里出现的精神障碍。

心身障碍与其说是精神疾病，倒不如说是一种精神不堪重负而引起的身体疾病。

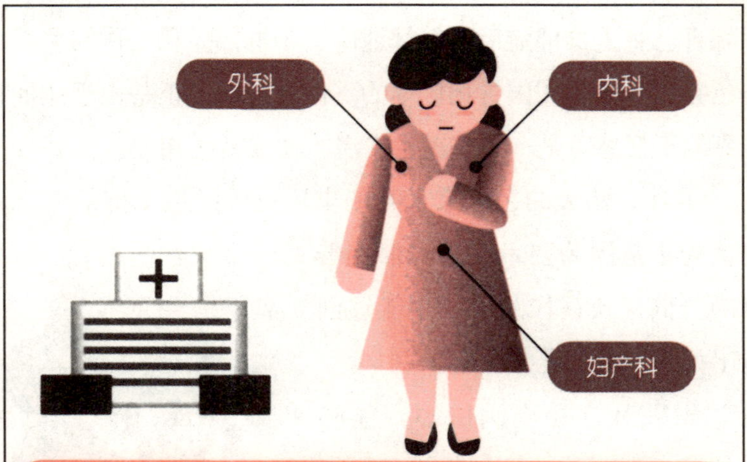

心身障碍涉及的就诊科室也很多

专栏2　拥有抑郁症体质的伟人们

易患抑郁症的人的性格多是对工作热心、过于专注、正直、有强烈的责任感和义务感等。同时还拥有丰富的感情，与人相处融洽、热情、开朗。有时夹在这两种性格之间无法平衡，也是引发抑郁症的一个原因。

但是，并不是说这种性格就一定不好。绝不是这么回事。请试着想象完全没有上述性格的人的样子。那种人可能确实不易患上抑郁症，但也不会有人想要和他一起工作吧。

历史上也有很多人正是得益于之前列举的易患抑郁症的性格，反而能够出色地完成工作，建功立业、名垂青史。例如，被称为英国历史上最伟大的首相，备受尊敬的丘吉尔先生得知自己患上抑郁症后，很好地协调了抑郁症和工作的关系，出色完成了作为一国首相应尽的责任。可以说正是由于他拥有强烈的责任感，是一个完美主义者，才成就了伟业。

另外，伟大的艺术家米开朗琪罗也曾经患上抑郁症。一般认为正是因为艺术家把抑郁症带来的苦恼反映在作品中，才能够创造出如此伟大的艺术作品。

如果对自身充满信心，能够把易患抑郁症的性格转化为积极能量，反而有助于预防和克服疾病。

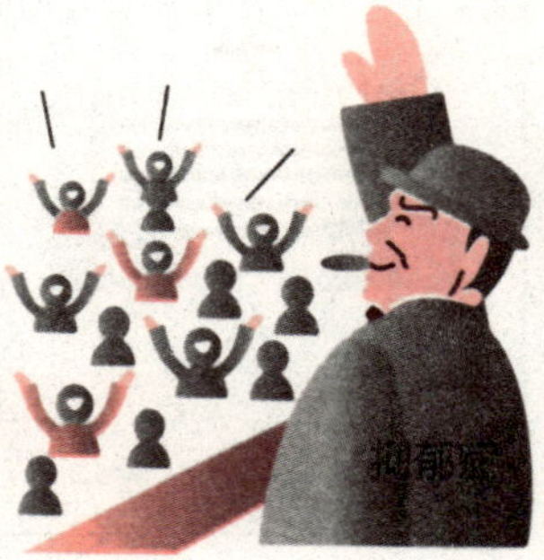

第3章

抑郁症的诊断

抑郁症可以自我诊断吗?

最简单的自我诊断测验

在前一章里，我们以症状为中心，解释说明了抑郁症到底是怎样一种疾病。

可能也有些人会抱有这样的疑问：莫非我得的也是抑郁症?

请大家先不要慌张。为了弄清自己是否已经患上抑郁症，首先要客观地评判自己的精神到底处在怎样的状态里。医院为了从各个角度来全面分析接受检查的患者的精神状态，经常会用到诊断测试表。

这种测试从简单到复杂，种类很多。医生用的测试表也是各不相同。这里介绍一种最常用的测试表，也就是东邦大学版本的抑郁程度调查表SRQ-D（自我评价式抑郁状态简易测试量表）。这种测试的特点是询问的项目比其他测试少，能够在短时间内检查出被调查者的精神状态。

但是，并不是说如果在这项检测里取得高分，立刻就会被诊断为抑郁症。这种测试只不过反映被测试者患上抑郁症的可能性而已。是否确实患上抑郁症还要根据医生的判断。不过，这也可以成为“建议在这项检测里取得高分的人，最好去检查一下”的判断标准。

自我评价式抑郁状态简易测试量表

SRQ-D（Self-Rating Questionnaire for Depression：东邦大学版本的抑郁程度调查表）

调查表

填写时间 __年__月__日

姓名__________ 年龄______ 男·女 职业__________

符合以下各项问题的请在相应位置画“○”

问题	不是	是			
		有时	经常	总是	
1.身体经常感觉无力，容易疲倦吗？					
2.很介意周围的噪声吗？					
3.最近有过意志消沉、心情沉重的时候吗？					
4.听音乐时感觉放松愉悦吗？					
5.早晨尤其感觉乏力吗？					
6.能够集中精力参与讨论吗？					
7.颈部或肩膀疼痛难忍吗？					
8.长期头痛吗？					
9.睡眠不好或早晨很早就醒来吗？					
10.容易发生事故或受伤吗？					
11.吃饭的时候开始觉得食之无味了吗？					
12.看电视时感觉放松愉悦吗？					
13.有过呼吸困难、胸闷气短的情况吗？					
14.有没有感觉异物卡在喉咙里？					
15.觉得自己的人生毫无意义吗？					
16.工作效率下降，干什么事情都提不起劲来吗？					
17.以前有过和现在类似的症状吗？					
18.原本对工作很热心、一丝不苟吗？					
合计					

“不是”：0分　“有时”：1分　“经常”：2分　“总是”：3分
问题2、4、6、8、10、12不计入分数
合计分数低于10分：没有问题　11～15分：临界线　16分以上：怀疑是轻性抑郁症

抑郁症诊断指南

判定前来就诊的人是否患上抑郁症，现在日本最常依据的是美国精神病学协会制定的*DSM–IV*（《精神疾病诊断与统计手册》第四版）。

抑郁症这种疾病其实早在公元前就已经被记录在册，可以说是一种很古老的疾病。关于是否患上抑郁症的诊断方法，在*DSM–IV*出台前，很大程度上都是依赖负责检查的精神科医生的经验，所以多少会有一些偏差。

因此，20世纪80年代，美国为了制定统一用于诊断精神疾病的标准，推出*DSM–IV*，后又经过数次修订，现在已被很多国家采用。

在这个诊断指南中，划分抑郁症的种类时，并不是像前一章里介绍过的那样，按照心因性抑郁症等病因来分类，而是按照抑郁症的程度和持续时间，把抑郁症分为重性抑郁症和轻性抑郁症两大类。

重性抑郁症毫无疑问就是抑郁症，而轻性抑郁症也可称作心境障碍。两种疾病有着本质上的不同，不过前提都是存在抑郁感。从这种意义上来说，除了个别说明外，本书是把两者都归到抑郁症里统一进行解说。

重性抑郁症——诊断方法

现在，*DSM-IV*不仅被精神疾病相关的精神科医生使用，也被心理学家或社会工作者等各个领域的专家广泛使用。

之前已经说过，抑郁症可以分为重性抑郁症和轻性抑郁症。在专家看来，这是两种不同的疾病，诊断方法也不相同。

也许有人会认为，不管哪一种类型都是抑郁症，诊断方法只要采用统一标准就可以了。的确，这两种抑郁症里实际重复的部分很多。但是，由于症状和治疗方法存在微妙的差别，还是不能把两者混为一谈。这里简单介绍一下这两种抑郁症各自的诊断方法。

首先是重性抑郁症，如果符合下一页里列举的九项症状里的五项，并且症状已经持续两周以上，就可以诊断为重性抑郁症（不过，这五项里一定要有一项是符合①或②）。

这种诊断方法可以说对于医生判断患者是否重性抑郁症起到了决定性作用。不过，此外如果发现患者还有其他疾病或是深爱的人突然去世之类的极端刺激存在时，医生就不能只凭这一标准做出判断，而是要相应地微调一下诊断标准。

①闷闷不乐的情绪几乎每一天都在持续

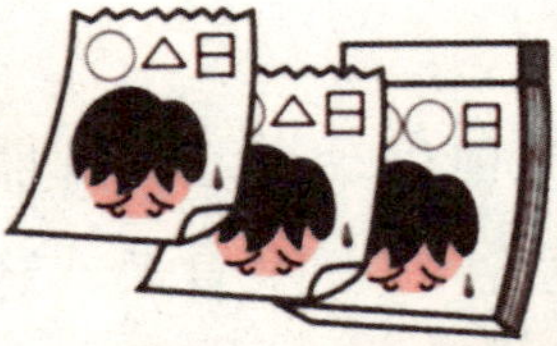

②无论做什么事情，都提不起劲儿来，也不能感受到工作的喜悦。这种心情几乎每一天都在持续

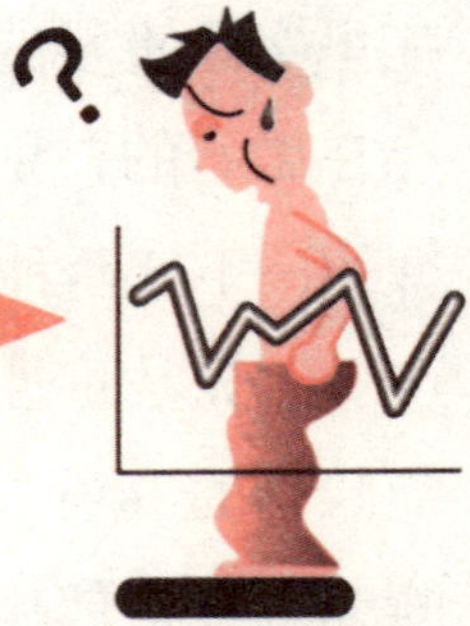

③没有专门进行食物疗法，但是体重忽高忽低（通常认为一个月内体重变化在5%以上），或者有时没有食欲，有时又食欲大增

④无法保证充足的睡眠或者嗜睡、睡觉过多，这种状态几乎每一天都在持续

⑤非常着急、焦虑或者没有一点精神，这种状态几乎每一天都在持续

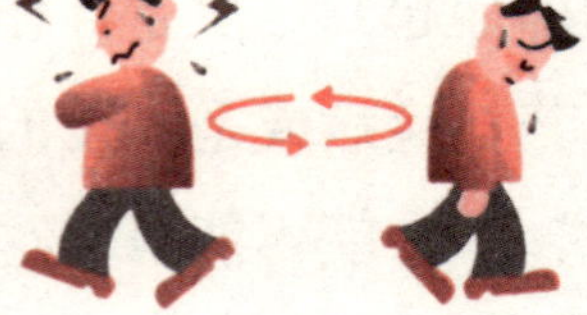

重性抑郁症的判定要点

⑥无缘无故总感觉疲惫不堪，气力减退，这种状态几乎每一天都在持续

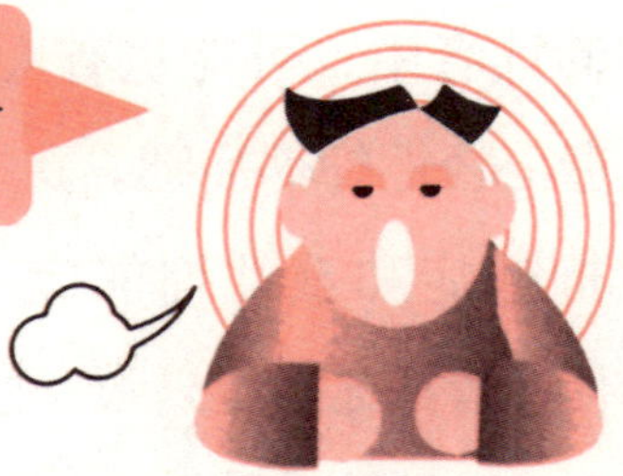

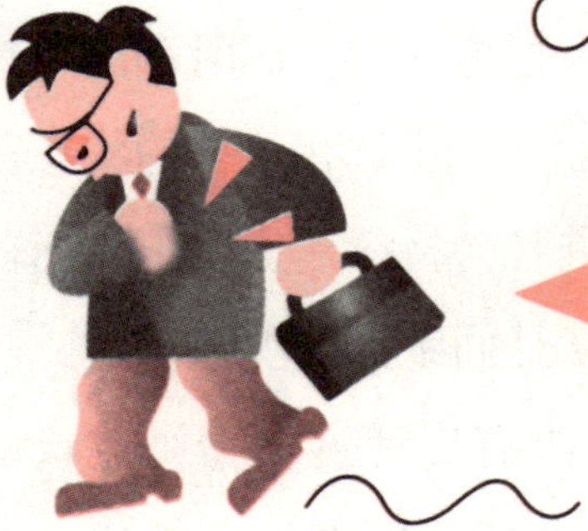

⑦固执地认为自己的存在毫无价值或者自己是个罪孽深重的人，这种状态几乎每一天都在持续

⑧无法思考，无法集中注意力，也没办法对某件事做出判断和决定，这种状态几乎每一天都在持续

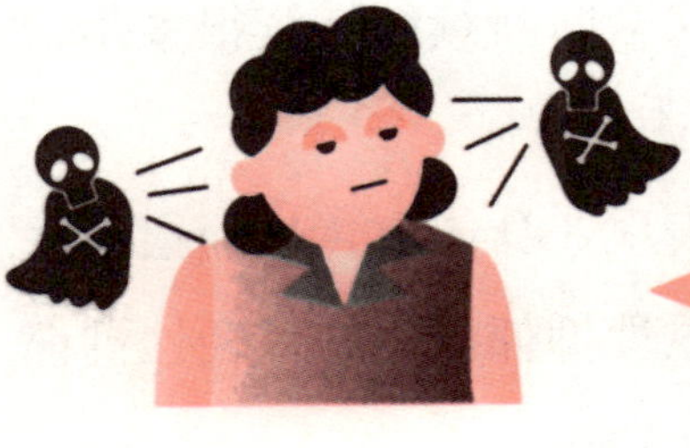

⑨脑海中反复想到死亡。并没有专门的计划，但就是控制不住反复想要自杀，或者制订计划考虑怎样实施自杀

虽说是轻性抑郁症，也不易治愈

在轻性抑郁症中，由于抑郁状态间歇出现的情况会持续很长时间，所以很难意识到疾病的存在。现在正在阅读本书的读者中，可能也有人饱受折磨，却并没有察觉到自己患上轻性抑郁症吧。

轻性抑郁症和重性抑郁症一样，首先会产生忧郁感，对所有事情都提不起兴致，感觉无力，同时还出现丧失思考能力或食欲缺乏等各种症状。不过，这样的状态在重性抑郁症里几乎每天出现，并且会持续两周以上。而轻性抑郁症则大不相同，上述症状是间歇性出现。

另外，轻性抑郁症里即使没有出现这类精神症状，多数都会出现各种身体症状，如感觉胃部绞痛或肩酸严重。前一章里提到的假性抑郁症，其实正是轻性抑郁症的一种。

可能也会有人认为，既然是轻性症状，就不算什么大病吧。但是，由于这些症状会断断续续持续很多年，决不能把轻性抑郁症看作是小病。

另外，由于这些症状会表现在身体上，从而很难发现精神上的疾病，所以，和重性抑郁症一样，轻性抑郁症也可以说是一种非常麻烦的疾病。

轻性抑郁症里一些间歇性的症状会持续很多年

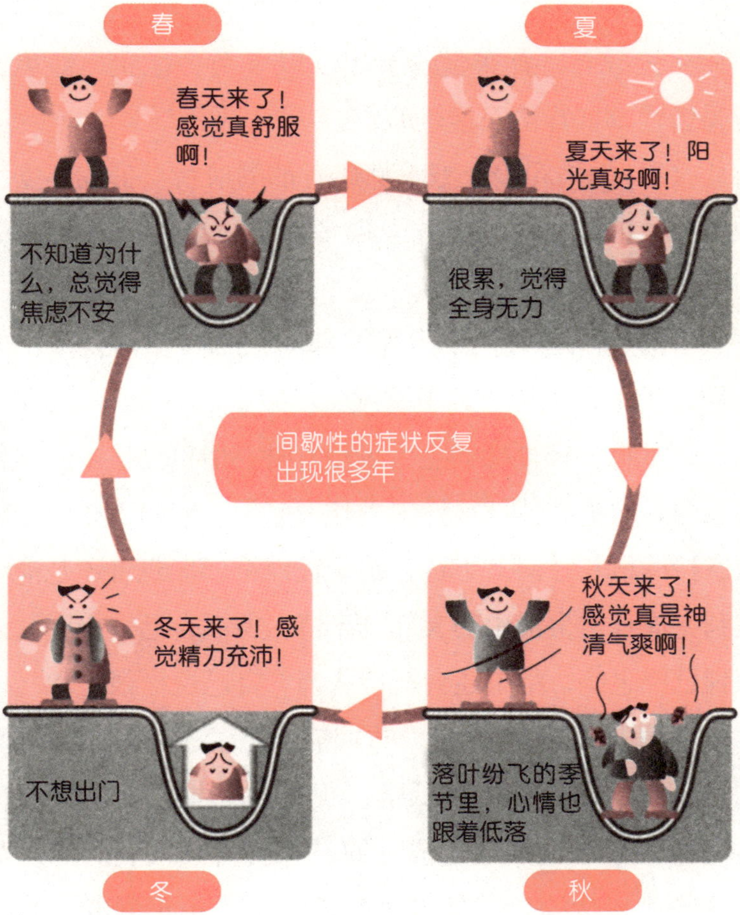

容易忽视的轻性抑郁症的症状

轻性抑郁症其实是一种自己很难察觉的疾病。但是，如果仔细回忆自己的日常状况，肯定能够想到某些事情。

补充一句，如果就诊者出现以下两种症状，医生诊断为轻性抑郁症的可能性较高。

（1）如果几乎一整天都伴有郁闷情绪（郁闷不安、烦躁），并且这种情况越来越多，至少已经有两年持续相同的状态。

（2）除了（1）中出现的郁闷状态，下面列举出的六种症状里至少符合其中两项。

一旦患上轻性抑郁症，虽然有时心情也会很好，但绝大部分时间里心情都很忧郁或整天悲伤、闷闷不乐。这种状态持续很长时间。不过，由于轻性抑郁症患者还是能够顺利完成日常生活中的大部分事情，所以自己一直无法意识到已经患病，结果还会坚持认为“自己这样很正常”。

下面列出的6种症状，非抑郁症患者也经常会出现，也可以叫作常见的情绪低落。但是，非抑郁症患者即使出现这些症状也不过是暂时的，不会持续很长时间。如果这些症状持续1～2年或更久，肯定是不正常的，应该直接去医院就诊。

轻性抑郁症的判定标准

类似于下面列出的症状甚至会持续1年或2年

1. 食欲缺乏或吃得过多
2. 经常睡不着、失眠，或睡觉过多、嗜睡
3. 精力衰退，感觉疲劳
4. 自尊心下降
5. 注意力不能集中，很难做出判断
6. 绝望感

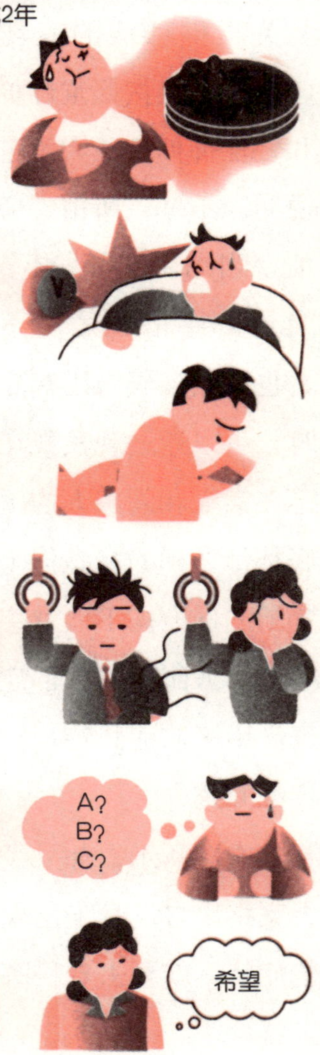

周围人眼中抑郁症患者的特点

关于抑郁症的表现症状，我们已经按照重性抑郁症和轻性抑郁症两大类进行了说明。不过，所谓“旁观者清，当局者迷”，很多时候自己的事情总是看不清楚，也无法准确做出判断。这时，可以通过观察现在的自己在家人和周围人的眼中到底是什么样的状态作为自我判断的标准。下面就综合这些周围人眼中的抑郁症患者表现出来的症状特征，进行详细介绍。

如右图所示，如果经常被大家指出自己身上出现了这些症状，就要去专科医生那里就诊了。

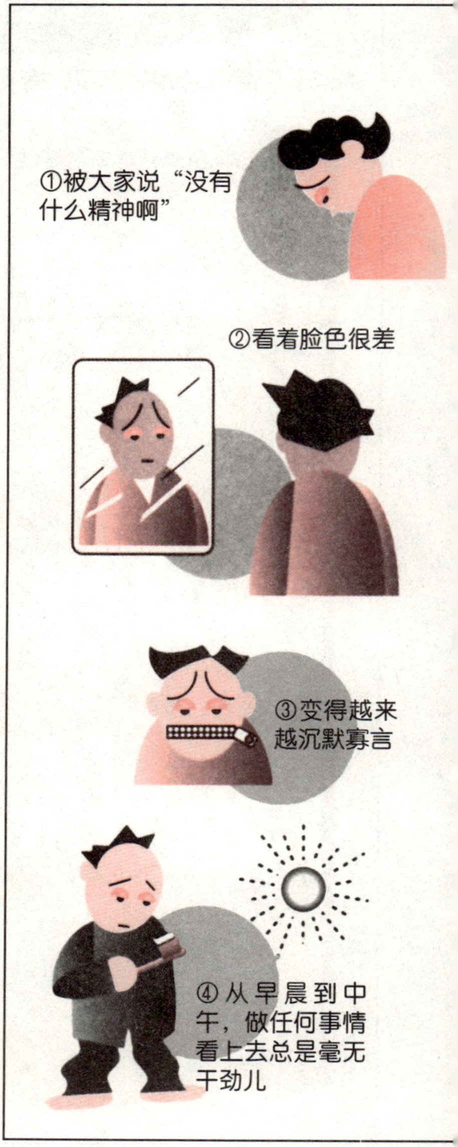

抑郁症患者的10个特征

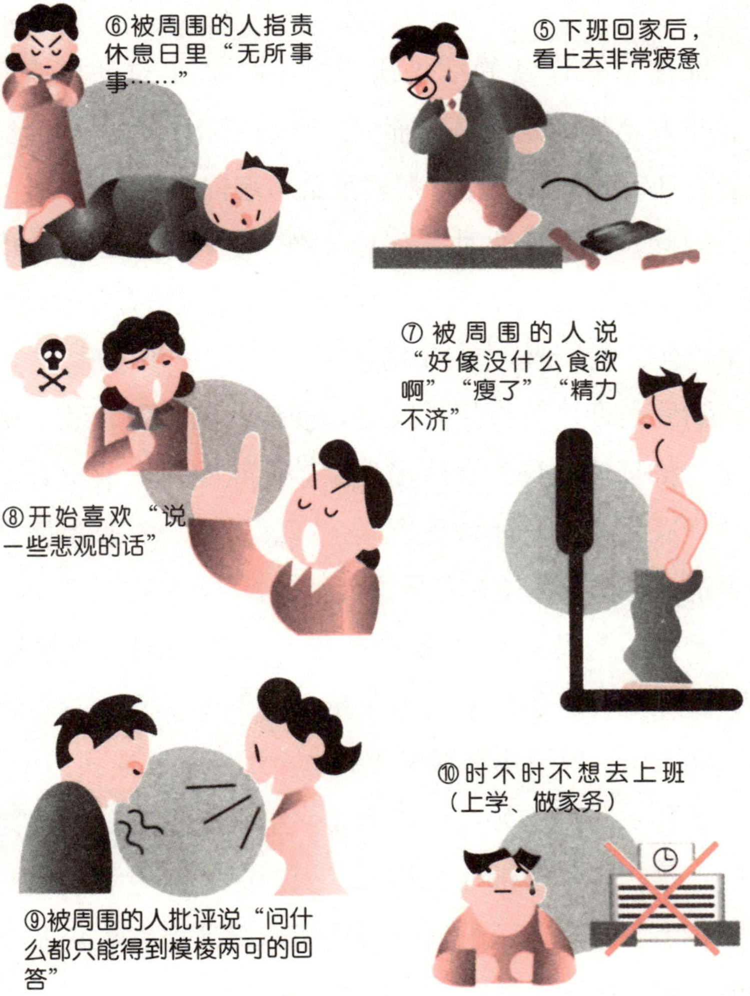

必须与抑郁症区分开的其他疾病

有很多疾病与抑郁症很相似，容易混淆

即使自我诊断的结果认为患上抑郁症的可能性很大，也并不能断定就是抑郁症。如前所述，除了抑郁症以外，还有其他很多身体疾病也会引起抑郁状态。

因此，医生诊断时，首先会确认患者是否有身体疾病。通过测血压、尿液检查、血液检查、X线检查等常规的临床检查，排除身体上的疾病之后，才能进一步诊断。

到底是身体的疾病导致了抑郁症状的出现，还是由于患上抑郁症才导致身体出现某些症状呢——感觉好像探讨到底是先有鸡还是先有蛋一样。但是，不管怎样，针对这两种情况的治疗是完全不同的。

例如，身体疾病导致抑郁症状出现的例子有胰腺癌等胰腺疾病、脑肿瘤、老年痴呆等例子。此外，心脏病、高血压、胃溃疡等很多疾病也会引发抑郁症状。

还有一些疾病如更年期障碍、精神不稳定（焦虑性障碍）等，也和抑郁症很相似。因为区分这些疾病和抑郁症相当困难，为了彻底查明病因，必须依靠专科医生做出诊断。接下来将详细说明这些疾病。

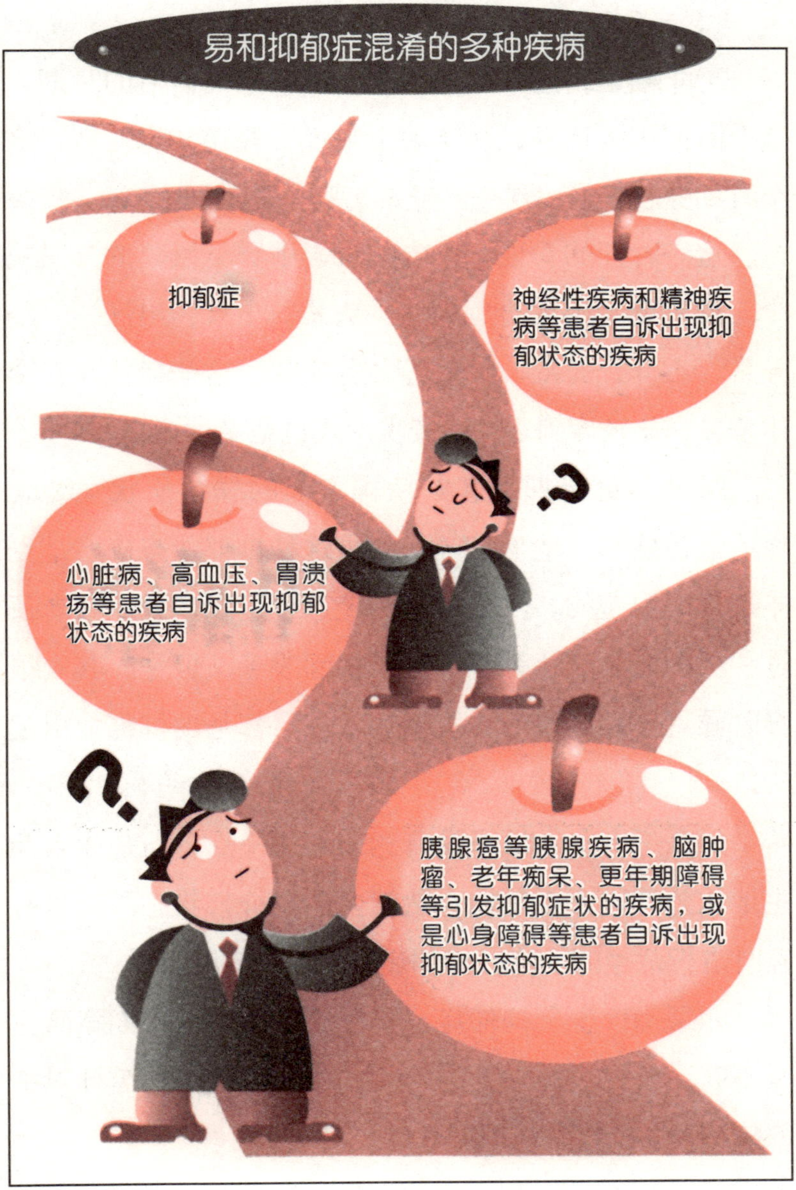
易和抑郁症混淆的多种疾病
抑郁症
神经性疾病和精神疾病等患者自诉出现抑郁状态的疾病
心脏病、高血压、胃溃疡等患者自诉出现抑郁状态的疾病
胰腺癌等胰腺疾病、脑肿瘤、老年痴呆、更年期障碍等引发抑郁症状的疾病，或是心身障碍等患者自诉出现抑郁状态的疾病

女性的更年期障碍很难和抑郁症区分开

更年期是指进入中年后的女性在绝经前后的时期，这个时间因人而异，从年龄上来说一般在50岁左右，这个时期身心容易出现一些异常，叫作更年期障碍。

这一时期的女性，体内雌激素中卵巢激素的分泌减少。结果就会出现脸色潮红、头晕、上火、出汗、月经异常、心悸、失眠、头痛等各种症状。这些症状存在个体差异，从轻度到重度，表现形式也是多种多样。

另外，更年期特有的精神方面的异常症状主要表现为忧郁感和心情低落等。如果这种抑郁状态确实是更年期障碍引起的，随着时间的流逝也可以痊愈，或者通过积极的激素疗法等也会逐渐得到改善。但是，其实很多时候更年期出现的这些抑郁状态，都是由抑郁症引起的。

如果患者本人丝毫没有意识到这一点，而是先入为主地认为“进入更年期自然就会出现抑郁状态”，没有及时进行适当的治疗，抑郁症自然就会不断恶化。

如果确诊患上抑郁症，其治疗方法和更年期障碍完全不同。根据医生正确的诊断，接受抗抑郁药等针对抑郁症的相关治疗，可以很快恢复健康。

抑郁症和更年期障碍很容易混淆

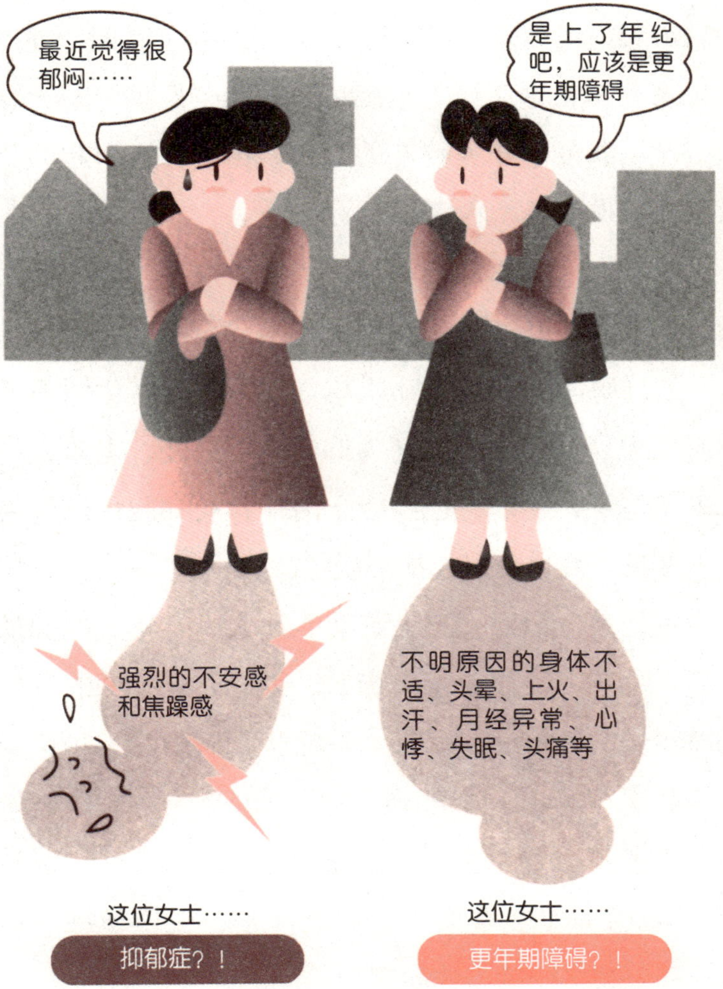

如果混淆抑郁症和老年痴呆，后果非常严重

任何人上了年纪，大脑功能都会逐渐衰退。大脑在老化的同时，还会发生器质性和病理性变化，如不正常的忘事和记忆障碍（192页），对于对象、时间、地点的认知障碍等，这叫作老年痴呆。虽然“痴呆”是大脑生理变化引起的老年人特有的症状，由抑郁症引起的“痴呆”其实也很多，两者很难区别。

老年人一般活动范围比较狭窄，很多时候还要面对亲友去世等，再想到自己不断衰老，常会闷闷不乐。

这样晦暗的心情不断累积，逐渐对日常生活不感兴趣或气力衰弱，最终发展为抑郁症。另外，老年人一般都有一些身体疾病，已经疲于治疗；长期服用药物带来的不良反应，也会引起抑郁症状。

由于生命力低下和大脑功能钝化，老年人的抑郁症在别人看来，很像是老年痴呆。因此，老年期的抑郁症也被叫作假性痴呆。如果只看症状，周围的人和患者本人都会误认为“是老年痴呆吧”。但是，如果是老年痴呆，患者不会意识到“自己痴呆了”，也不会“责备自己”。必须早期发现两者之间的区别，无论是哪一种情况，都应当接受适当的治疗。

如果混淆抑郁症和老年痴呆，后果非常严重

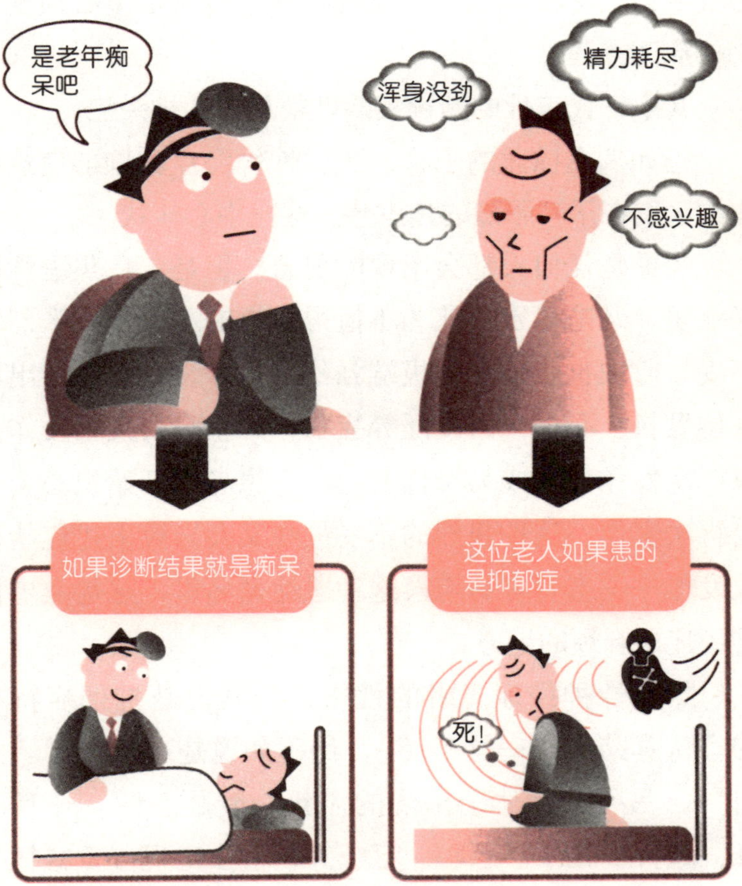

抑郁症和老年痴呆看起来非常相似，但是如果混淆治疗方法，后果不堪设想

焦虑性神经症是一种类似抑郁症的精神疾病

前面说明了和假性抑郁症非常相似的身体疾病——心身障碍（参照74页）。精神疾病中也有很多必须要和抑郁症区分开。

其中，代表性的精神疾病就是焦虑性神经症。

正如病名描述的那样，焦虑性神经症和抑郁症最根本的区别在于“强烈的焦虑感”这一中心症状。

焦虑是任何人都会出现的现象。但是，在焦虑性神经症里，却是对别人认为不值得一提的小事抱有强烈的不安，心理也长期承受极端强烈的痛苦。有时还会出现身体发抖、心悸、出冷汗等症状，严重时会频繁发作。每一次发作都会成为恐怖的经历，患者就开始担心会不会再次发作，这种强烈的不安最终又会导致上述症状再次发作——患者容易陷入这种恶性循环里，这是焦虑性神经症最麻烦的地方。

焦虑性神经症患者的性格，与其说是抑郁症特有的“认真踏实，一丝不苟”，倒不如说是“神经质、内向”。另外，身体上出现的症状一般是心悸、呼吸困难、颤抖、眩晕、恶心、呕吐等，很少出现体重减轻等情况。

当然，焦虑性神经症的治疗也和抑郁症不同，不用抗抑郁药，而是用抗焦虑药（192页）。

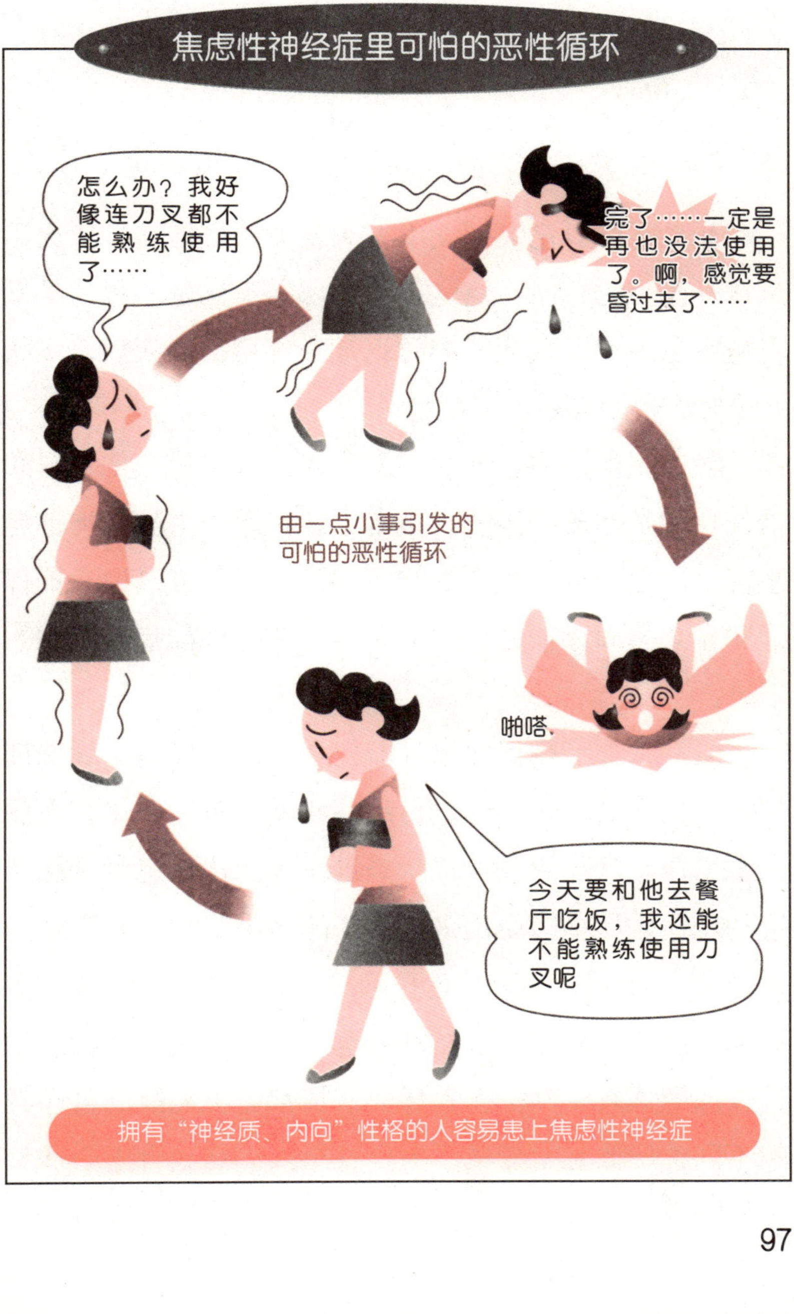
焦虑性神经症里可怕的恶性循环
怎么办？我好像连刀叉都不能熟练使用了……
完了……一定是再也没法使用了。啊，感觉要昏过去了……
由一点小事引发的可怕的恶性循环
啪嗒
今天要和他去餐厅吃饭，我还能不能熟练使用刀叉呢
拥有“神经质、内向”性格的人容易患上焦虑性神经症

一定要避免抑郁症引起的自杀

抑郁症和自杀之间的密切关系

如果怀疑自己或朋友中有人患上了抑郁症，建议尽早接受医生的诊断。这是因为抑郁症不仅是一种越早发现越容易治疗的疾病，同时也是一种可怕的疾病，症状严重时，甚至有可能引起自杀。

某项调查表明，抑郁症患者的自杀率是正常人的30倍。特别是20～40岁的自杀者中，将近一半都是抑郁症患者。这已经成为重大的社会问题。因此可以说，抑郁症和自杀之间存在密切的关系，自杀是抑郁症最严重的后果。

但是，很多抑郁症患者即使在初期阶段察觉到抑郁症状，也都是放任不管。自然症状就会不断恶化，无法正常工作，从而导致抑郁状态进一步恶化。患者无法从这种恶性循环中挣脱出来，最坏的结果就是不知不觉中总是想要自杀，认为“这样的自己还是死了比较好”。抑郁症患者无法原谅现在的自己——因为现在的状态与过去那个认真、勤奋、做任何事情都完美无缺的自己截然不同，好像完全变成了另外一个人。这种自责心理最终导致患者阵发性地出现自杀的念头。

特别是近些年由于日本经济不景气，自杀者人数最终突破了每年3万大关。尤其是中老年男性自杀人数急剧增加。其中有些人的公司虽然情况严峻，但也还没有到必须破产的地步。客观来看，这些公司也没有绝望到“无法生存下去”，但是很多人还是选择了自杀。这也是现在自杀的现状。这是因为自杀者本人及其周围的人都没有察觉到抑郁症的存在，从而导致抑郁症状不断恶化，最终发展到自杀这一最坏的结果。这也可以说是最令人痛心的事情了。

日本年度自杀者数量的变化

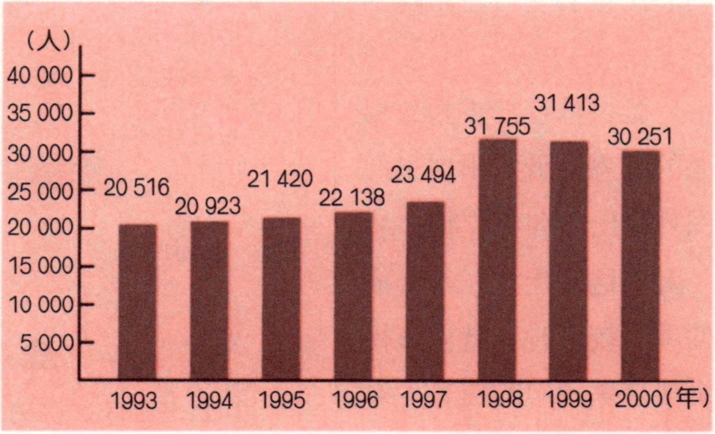

（参照厚生劳动省《人口动态统计》）

抑郁症——不要漏掉自杀的信号

不是所有的抑郁症患者都会想要自杀。抑郁症一般都要经过数个阶段，抑郁情绪非常严重，“精神感冒”缠绵不愈时，才会最终发展到自杀。就像普通感冒如果一直缠绵不愈，也有可能发展为肺炎，甚至有时会有生命危险一样，抑郁症如果拖延很长时间，患者想要自杀的想法也会变得越来越强烈。

一旦抑郁症严重到想要自杀的状态，就会出现类似右图列举出的各种症状。

对照这些症状，符合描述的项目较多时，就应该视为出现自杀倾向的信号，必须特别注意。

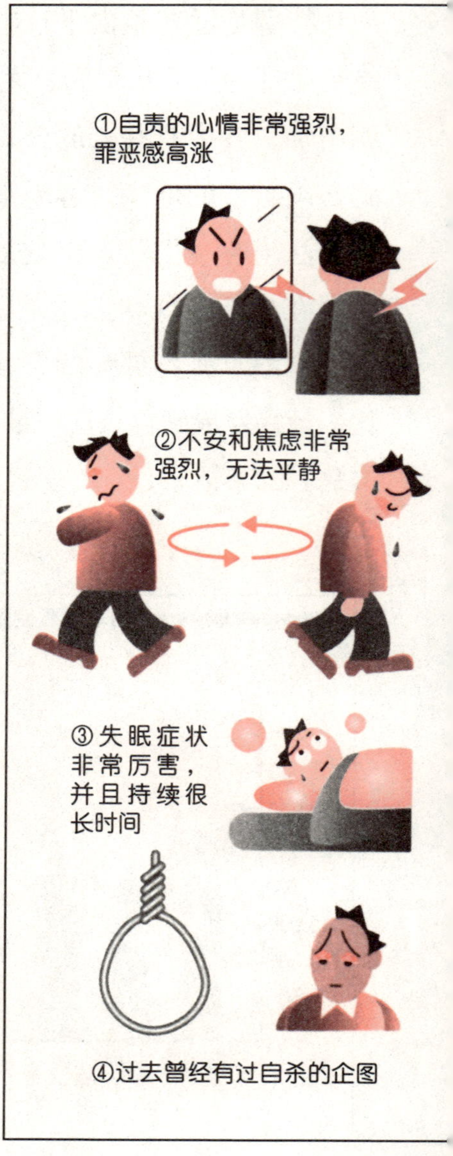

自杀倾向的10个信号

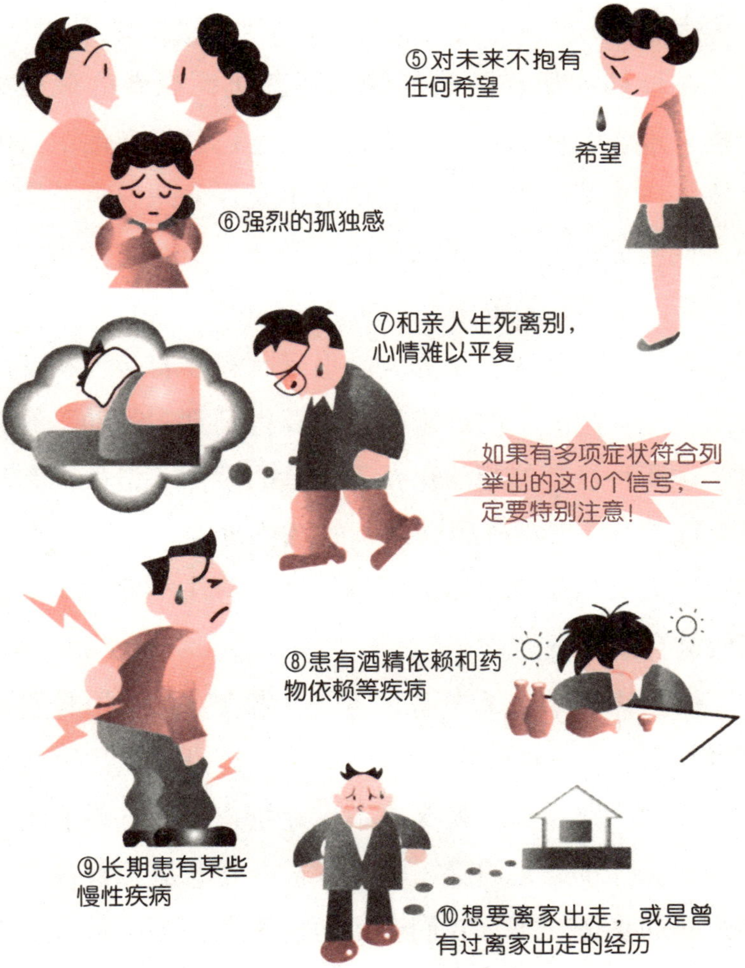

⑤对未来不抱有任何希望
希望
⑥强烈的孤独感
⑦和亲人生死离别，心情难以平复
如果有多项症状符合列举出的这10个信号，一定要特别注意！
⑧患有酒精依赖和药物依赖等疾病
⑨长期患有某些慢性疾病
⑩想要离家出走，或是曾有过离家出走的经历

企图自杀时的心理状态

根据有关自杀的研究，发现自杀者的共同点都是有强烈的孤独感。正因为孤独，所以觉得自己无法把真实的想法传达给别人，也无法从别人那里得到积极的帮助。

在抑郁症里，随着症状不断恶化，患者的孤独感会越来越强，开始固执地认为“自己已经没有活下去的价值”，从某一时期开始，脑海中充斥着想要自杀的念头，也会反复考虑自杀的手段，或是对身边的人或名人的“死”变得异常敏感。

实际上，企图自杀的人心里同时存在着两种相反的情绪，即“想死”的欲求和“想要得到别人帮助”的愿望。这两种极端的想法保持着微妙的平衡。但是，有时也会因为 “想要得到帮助”的意愿更强一点，患者从“想让大家都能明白我的烦恼”这个想法出发，采取类似假装自杀的行为。

像这样如果自杀未遂的话，患者会更加逼迫自己，自责心理也会使烦恼加倍。

这时严禁周围的人喋喋不休地指责企图自杀的人，“为什么你那么想自杀？”或是“不要老是想着自杀这种愚蠢的事情”等。我们应该劝说患者先去专科医生那里就诊，切实治疗抑郁症。

在抑郁症患者微妙的心理平衡上更进一步

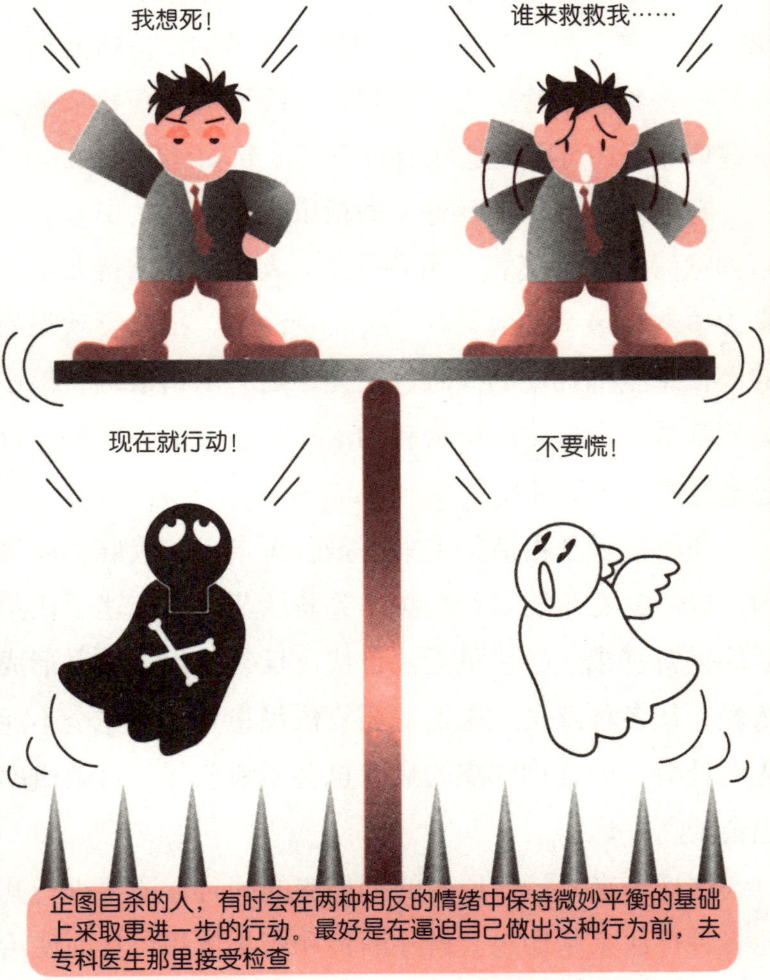

企图自杀的人，有时会在两种相反的情绪中保持微妙平衡的基础上采取更进一步的行动。最好是在逼迫自己做出这种行为前，去专科医生那里接受检查

紧跟着自杀的是可怕的酒精依赖和药物依赖

为了消除抑郁症带来的失眠，或为了尽量摆脱不安情绪，很多患者会沉迷于酒精饮料，不知不觉间喝酒成瘾，从而患上酒精依赖。有时为了摆脱抑郁情绪而沾染上某些药物，上瘾后无法戒掉，最终发展为药物依赖。这些依赖疾病可以说是可怕的抑郁症带来的副产品。

有报告显示，一旦患上酒精依赖，不仅会引起多种精神障碍和身体疾病，还会引发夫妻不和、虐待儿童、暴力事件等诸多社会问题。要特别注意，很多喜欢喝酒的人在患上抑郁症的同时，往往伴随有酒精依赖。很多病例都是患者接受酒精依赖的治疗时，才第一次知道自己已经患上了抑郁症。

药物依赖是指沾染上兴奋剂、可卡因、大麻、海洛因、LSD（麦角酸二乙酰胺）等非法药物，沉迷于使用后的兴奋感或迷醉感里无法自拔，反复使用，结果形成依赖。从各种意义上来说，药物依赖患者非但完全不能适应社会，而且抑郁症的症状也会不断恶化，自杀概率也会增高。

这样一来，治疗原本的抑郁症的同时，还要进行其他多种疗法来帮助患者解除酒精和药物依赖，从而使治疗变得异常困难。

可怕的依赖性药物的种类

药物类型	精神依赖	身体依赖	耐药性	药物
吗啡型	+++	+++	+++	吗啡、可待因、海洛因
巴比妥酸盐及酒精型	++	+++	++	巴比妥酸盐安眠药、抗焦虑药、酒精、镇痛药
可卡因型	+++	−	−	可卡因
大麻型	++	−	−	大麻、大麻树脂
安非他明型	+++	−	++	安非他明（兴奋剂）
致幻剂	+	−	++	LSD、麦斯卡林、裸头草碱
有机溶剂型	+	−	+	甲苯、丙酮

+++ 强
++ 中
+ 弱

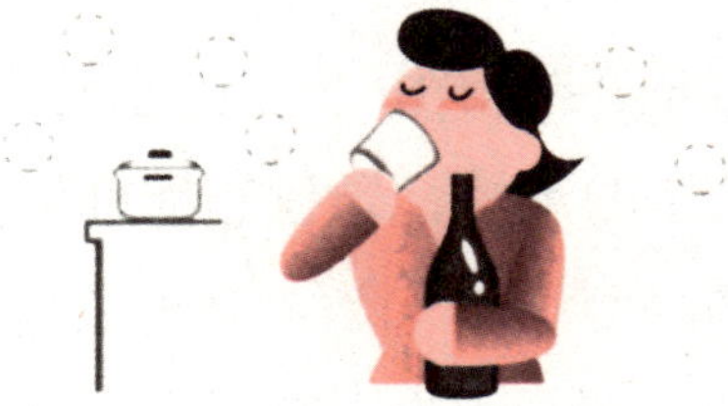

精神依赖 ➡ 必须靠药物维持的精神状态

身体依赖 ➡ 如果停止使用药物，身体会出现虚脱状态（因停止使用药物而引起的犯瘾症状等）

耐药性 ➡ 如果反复使用某种药物，药效就会逐渐减弱，必须通过不断增加药量才能达到最初效果的状态

抑郁症在不同年龄段的特点

小学生也会得抑郁症

除了刚刚出生的婴儿，抑郁症现在已经蔓延到小学生这一年龄层中。不过，一般不把这种情况叫作抑郁症。大部分小学生患者也只是表现出一定的抑郁状态。

一般来说，精神疾病多发于人格发育健全的青春期之后。最近，也许是出于对日渐复杂的社会的反应吧，越来越多的患者从幼儿期就开始发病。在日本，据说前来儿童精神科就诊的孩子中，有1/4都处于抑郁状态。大部分原因都来源于心理方面，如亲子关系、学校关系、朋友关系等。还有的孩子由于一直疼爱自己的亲人去世或是遭遇到了悲惨的事情，导致心情抑郁。

孩子如果陷入抑郁状态，情绪会越来越低落，活动范围也会大大缩小。不爱和伙伴们在外面玩耍，在家里也不玩原本喜欢的电子游戏、不看电视。总之，对任何事情都失去了兴趣，每一天都是无所事事地度过。然后，脸上的表情也越来越少，对于游戏和朋友都表现出漠不关心。接着，食欲也会不断下降，体重减轻，睡不好觉，变得易怒等。这些症状和成人患上抑郁症一样，都会经历一个逐渐发展的过程。

小学生失去应有的天真，患上抑郁症

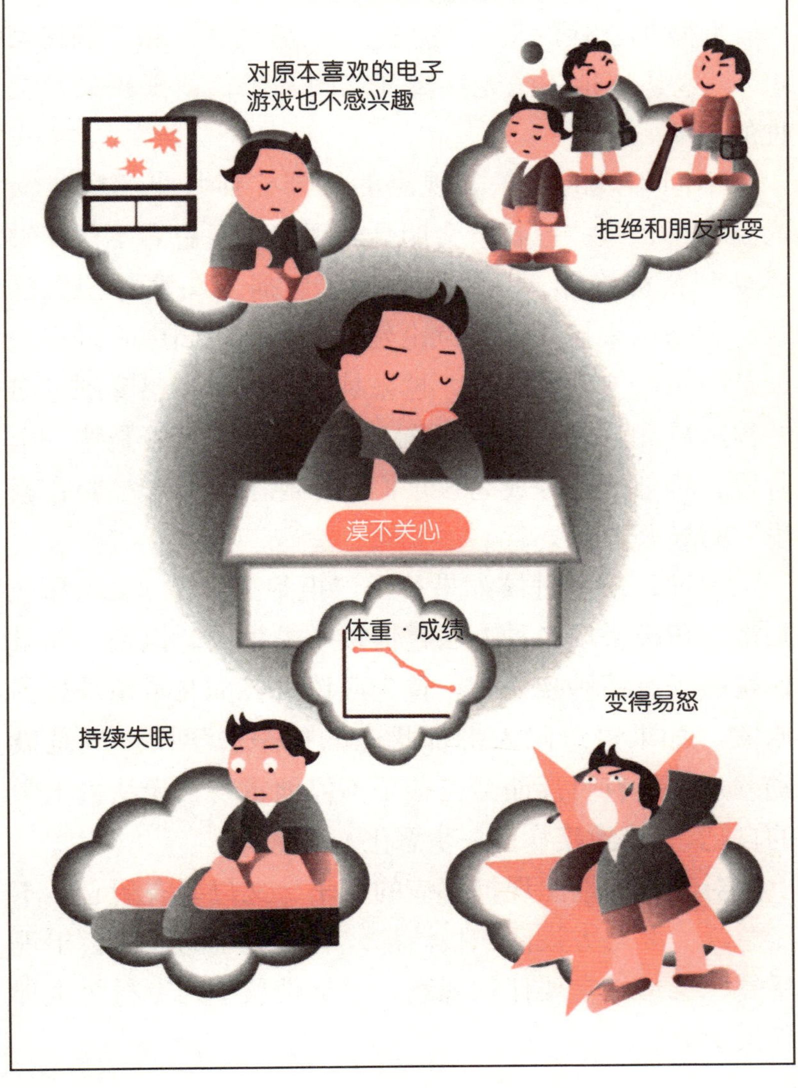

青春期——出现“拒绝上学”“躲在家里”这些严重问题

儿童抑郁症的最大问题是“拒绝上学”和“躲在家里”。这是一种孩子无法离开家门一步，逐渐丧失社会性的现象。

不同年龄的孩子表现出的抑郁症症状也不同。大约到中学，这些症状就会明显表现出来。患者不仅能够感受到精神抑郁，身体也出现了腹痛、头痛等明显症状，或是越来越热衷于讨论死亡。再加上高中阶段本来就是个感情波动的时期，越来越多的孩子会感受到过多的挫败感和自卑感，从而陷入抑郁状态。不管是哪一个阶段，抑郁症已经成为孩子们“拒绝上学”和“躲在家里”的导火索。

不过，很多时候如果孩子“拒绝上学”，父母和老师都会积极采取各种办法督促孩子去学校。但是，如果怀疑孩子有精神疾病时，首先应该去咨询儿童精神科的专家。如果逼迫陷入抑郁状态的孩子去学校，或是鼓励、加油，有时反而会使孩子不停地责备“无法去上学的自己”，导致疾病进一步恶化。

对于青春期出现抑郁症的孩子，父母要有耐心，不能急躁，要想方设法积极治疗。有些孩子的症状会出现反复，父母一定要仔细观察，尽早带孩子到专科医生那里接受治疗。

抑郁症成为“拒绝上学”“躲在家里”的导火索

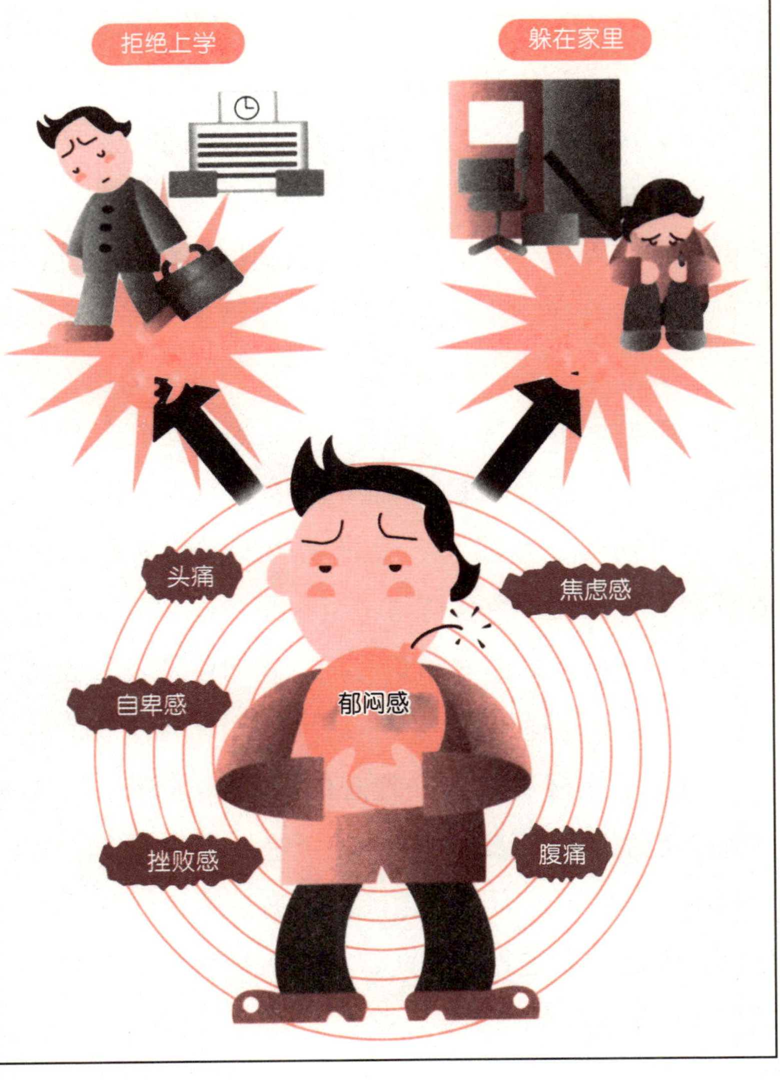

成人期——无法很好地适应社会而患上抑郁症

离开学校初次踏入社会的成人，面临的环境与之前截然不同。不仅是工作带来的时间约束，也开始被要求具有社会意识，承担相应的责任，从而产生新的精神压力。成人期常见的是想要尽快自立的压力引起的抑郁症。

一般认为，这一时期的男性多是因为工作压力，女性则是因为人际关系带来的压力引起抑郁症。不过，如果再进一步探究时，就会发现内在原因多数都是离开父母的恐惧感及过分依赖父母。在接受精神疗法和个人生活咨询的过程中，有些患者会在诉说自己是在怎样的父母身边，怎样长大的过程中，吐露很多不满和不安。

小时候曾经梦想过“我想成为那样的人”，再看看现在的自己，难免会情绪低落或是考虑“应该还有比现在更适合自己的地方和角色吧”。即使是正常的成年人，也经常会这样想。

如果不能接受现实和理想的落差，进而不断自责“我就是个废物”，最终就会和拒绝上学的孩子一样，“拒绝上班”或“闭门不出”。很多时候连基本的社会生活都无法顺利进行。因此，在陷入抑郁情绪之前，必须接受专科医生的诊断、治疗。

理想和现实之间的巨大落差导致抑郁症不断恶化

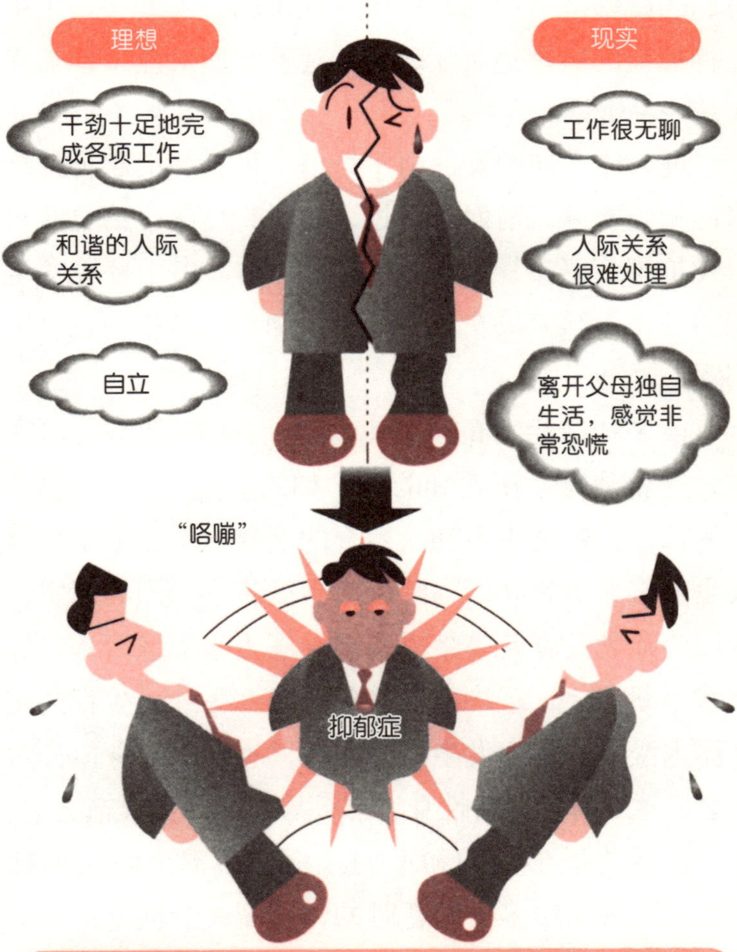

被理想和现实分裂的自己，抑郁症就是从这种空隙处开始出现的

女性特有的因为结婚或生育等引发的抑郁症

一般认为，女性抑郁症患者要多于男性患者，而且患病的概率是男性的2～3倍。在美国，女性在一生中患上抑郁症的概率达到了25%，对于女性来说，抑郁症其实是一种常见病。

进入成人期的女性由于结婚、生育等引起抑郁症的情况相当普遍。前面也说过，高兴喜悦的事情也有可能引发抑郁症（参照52页）。不管怎样，由于环境发生巨大的变化而烦恼或左思右想，不知不觉间精神也会出现问题。

很多初次生育的女性，生育后往往会陷入抑郁状态，这就是大家所熟知的“孕妇的蓝色忧郁”，也叫作产后抑郁。这是由于初次生育的女性对于完成生育这件人生大事之后将要面临的崭新生活感到强烈的不安，或是因为哺乳及育儿等带来的精神压力越来越严重，导致症状不断恶化，最终出现抑郁状态。另外，生育会使女性体内激素的平衡发生剧烈变化，也会引起身体异常。总之，这一时期的女性身心都极易陷入抑郁状态。

虽然将近半数的初产妇在生产后都会陷入抑郁状态，但这种情绪多半是暂时的，逐渐就会恢复正常。不过，如果持续2～3年或更久，有时也会发展成为真正的抑郁症。

产后女性易患抑郁症

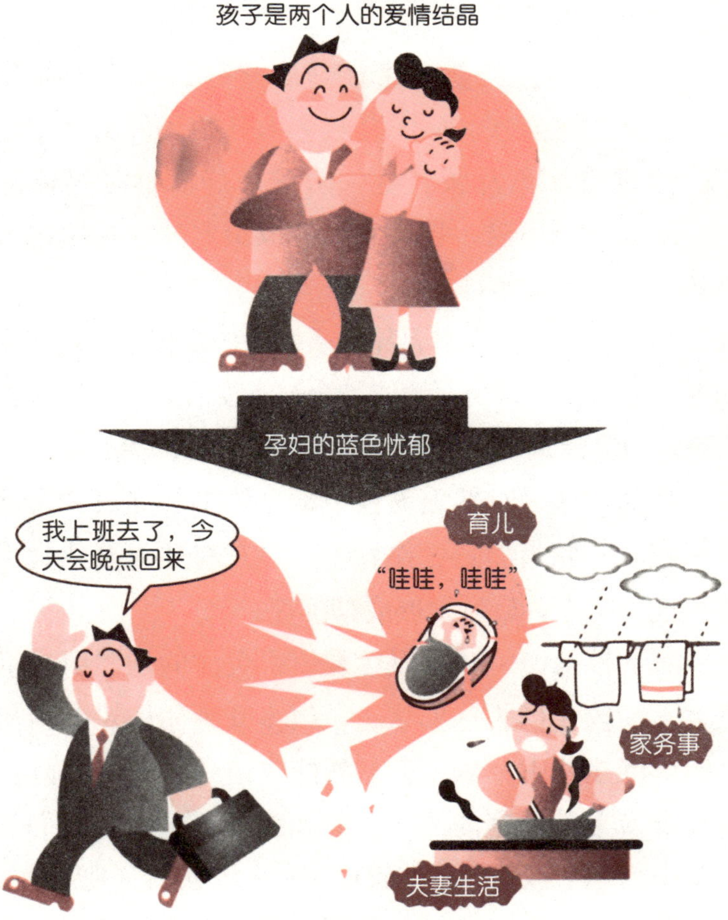

这个时期的女性心理上会发生巨大变化，不断寻求自身生存的意义，因此极易患上抑郁症

中年期——忙于事业和家庭，压力巨大

中年期被称为人生的成熟期，也可以说是最易患上抑郁症的时期。

这个时期已经获得了社会的充分认可，事业和家庭生活都非常充实。同时，很多人开始倾诉工作太过劳累，感觉身体不舒服。这一阶段最好能够好好休息一下。如果放任不管，疲劳感就会像滚雪球般越滚越大，不知不觉地侵蚀精神。

如果再加上工作和人际关系的烦恼及孩子正处在叛逆期等带来的压力，负面情绪就会一直发展，直到陷入抑郁状态。当自己意识到时，已经是标准的抑郁症患者了。

另外，这一时期上班族中常见的抑郁症被称为升职抑郁症。升职当然是一件好事，但是有些人会感觉工作负担过于沉重，最后发展成抑郁症。

对女性来说，40岁以后最值得关注的是“厨房里的酒鬼”。为了摆脱抑郁状态，很多女性偷偷躲在厨房里喝酒，沉迷其中，最终患上酒精依赖（参照104页）。这种情况多半是家庭内部的矛盾和纠纷引起的。我们可以想象出，一个孤独绝望的家庭主妇的可怜样子吧。

乍一看非常平稳的中年期，其实到处都是引发抑郁症的导火索。

中年期存在很多引发抑郁症的导火索

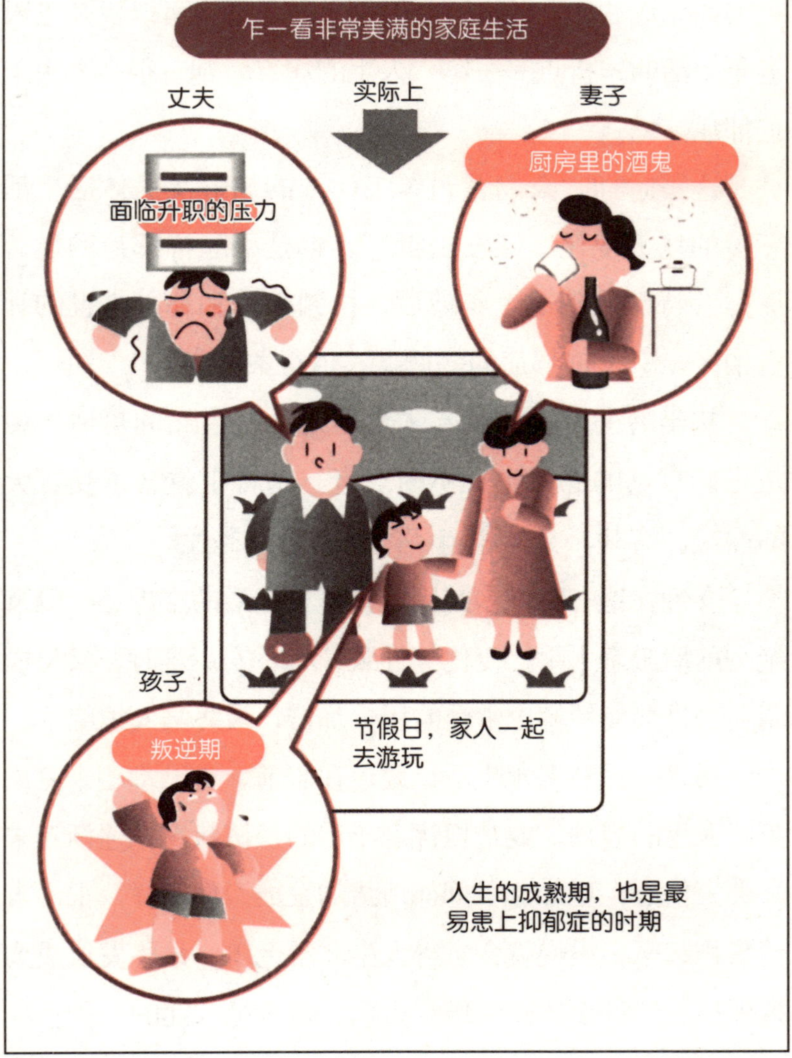

熟年期——即将进入老年

在日本，熟年期是指已经快要退休，养育孩子的重任也大致完成的50~60岁这一时期。熟年期也可以说是进入老年生活的转折点——第二人生的起点，却有很多人患上抑郁症。

这一时期，公司裁员等工作上的烦恼及退休后生活环境的巨大变化、亲友去世等，都是引起抑郁症的显著原因。特别是到这个年龄后，接到父母和朋友去世的讣告增多，引发抑郁症的病例尤其值得关注。

从年龄上来说，亲友去世本是非常自然的事情，但是正好自己的身体也在不断衰老，精神上就会承受巨大的冲击。有时，身体稍有不适也会极度恐慌。

女性在这一时期多是因为孩子独立后的空虚感，以及绝经前后激素水平的变化等导致身心不安。这时，父母或亲友去世会使精神上承受的压力加倍，最终陷入绝望中。

另外，虽然老年生活已经近在眼前，自己却还未完成第二人生的规划，或是担忧老年后的经济状况，逐渐对未来失去信心，更加速了抑郁情绪的发展。像这样，很多事情累积起来，慢慢就会觉得人生非常无聊，最终发展成为抑郁症。这种疾病被叫作空虚病，也是抑郁症的一种。

步入老年生活之前的熟年期抑郁症

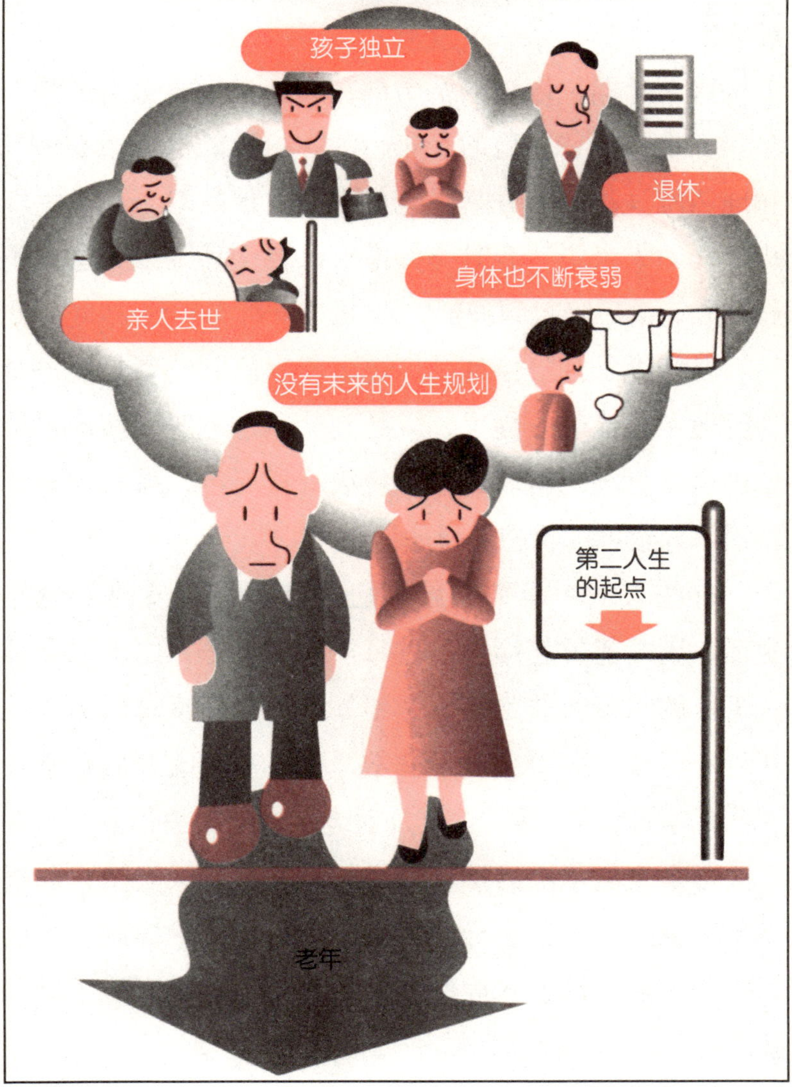

老年期——孤独感衍生出来的抑郁症

一般认为精神状态十分稳定的老年期，也会患上抑郁症。

这一时期，体力和精力都在衰退，也易患上各种老年病，本应像“安稳的老年生活”所说的那样，心平气和地回顾过往，充分享受老年生活，但是对于前半生埋头工作的人来说，有时不知道自己要干什么或完全提不起劲儿，最后陷入到抑郁状态中。

以为妻子会陪伴自己度过老年生活，结果只能一个人沉迷于自己的兴趣里，或是到处参加志愿者活动，最后被当作打湿的落叶或大件垃圾一样对待，孤独感日益强烈，导致抑郁状态不断恶化。

有些人从中年期开始就已经有意识地安排好老年生活，因此能够悠闲地度过每一天。但是，之前只顾埋头工作的人就会非常焦急，不知道该如何度过。另外，在这一时期，忘事会变得非常严重，有些人开始自责：“我是不是痴呆了啊”，更加对老年生活失去信心。

再加上老年期的抑郁症极易和老年痴呆混淆，如果不加区分，有时也会导致病情不断恶化。掌握避免陷入抑郁状态的生活方式固然非常重要，但如果出现了抑郁症的症状，请尽早去医院进行诊断、治疗。

老年期的抑郁症易和老年痴呆混淆

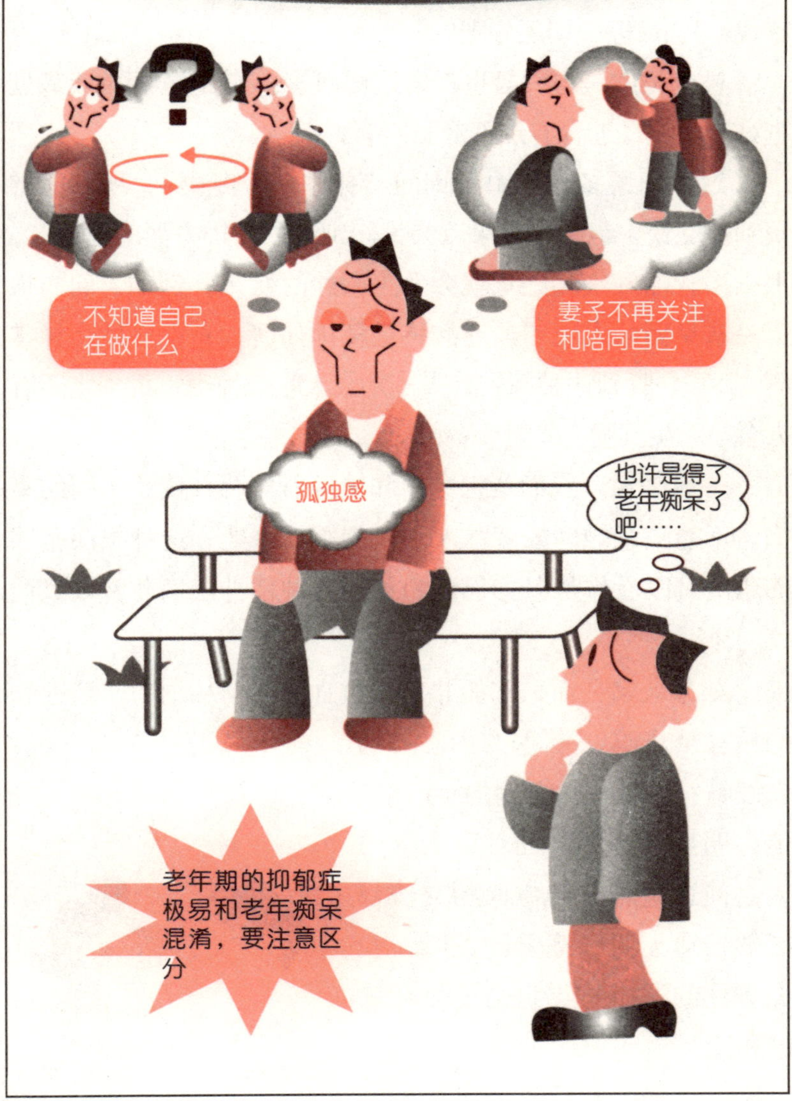

专栏3 精神方面还好吗？

一般我们面对有一段时间没有见到的人时，总是会打招呼说：“您最近一切还好吧？”

被问候的一方一般也都会这样回答：“托您的福，我最近挺好”或“最近胃有点不舒服”等。

这种问候多是集中在询问“身体是否健康”，所以能够顺利地交谈。但是，如果改为询问别人“精神方面的健康”，那么当时的气氛和感觉就会发生微妙的变化。例如，问候很久没有见面的人说“最近您感觉精神如何，有没有什么异常啊？”等，听到这种问候的人一定会大吃一惊吧，说不定还有人会当场生气呢。

一般来说，我们是把身体和精神看作两种截然不同的事物。不能随意触碰或者踏入别人的心灵深处，这种根深蒂固的想法可以看作是以抑郁症为首的各种精神疾病非常难以治疗的原因。

如果大家见面，都能非常轻松自然地互相询问“最近您的精神健康吗？”“您的内心一切安好吗？”等，那么，精神疾病应该会明显减少吧。而且，当人与人之间连这种精神方面的交流都能够畅通无阻、毫无顾虑时，我们居住的这个世界也会变得越来越和谐。

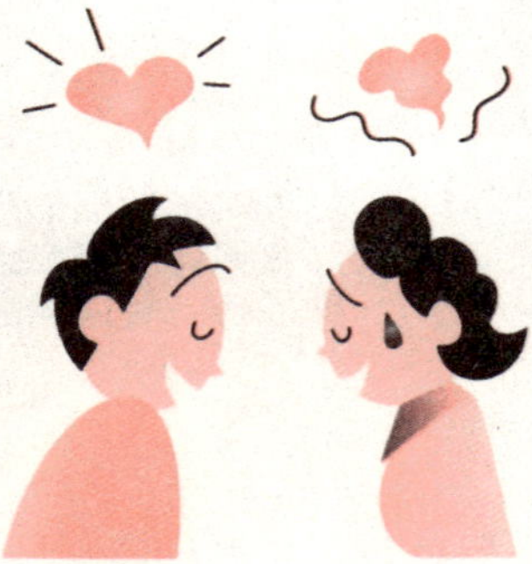

第4章

切实治疗抑郁症

治疗抑郁症依靠三大支柱疗法——休养、药物疗法、精神疗法

将三种基本疗法很好地结合在一起

一旦患上抑郁症，必须尽早去精神科、心理科等接受专科医生的诊断。多数情况都是当我们实际接受诊断时，病情已经发展到了相当严重的地步；或是家人察觉到异常，才去看医生。总之，尽早就诊非常重要。

在治疗过程中，医生会按照本书第3章里说明过的判断标准进行诊断，根据身体症状、病情的严重程度、病情持续的时间、可能导致抑郁症的各种原因等，制订最适合患者的治疗方案。

治疗抑郁症的基本疗法包括休养、药物疗法、精神疗法三种。医生会根据患者的症状，综合运用这三种方法进行治疗。多数情况下，医生首先都会要求患者暂时远离容易引起抑郁症的工作压力，放松身心，好好休息一段时间。然后还会建议患者同时服用抗抑郁药。虽然存在个体差异，但是从服用药物到症状改善一般需要三周左右。如果确认患者服用抗抑郁药疗效显著，接下来就会正式进入精神疗法。精神疗法的中心内容是患者和医生一起客观分析患上抑郁症的原因，然后加以对症治疗。

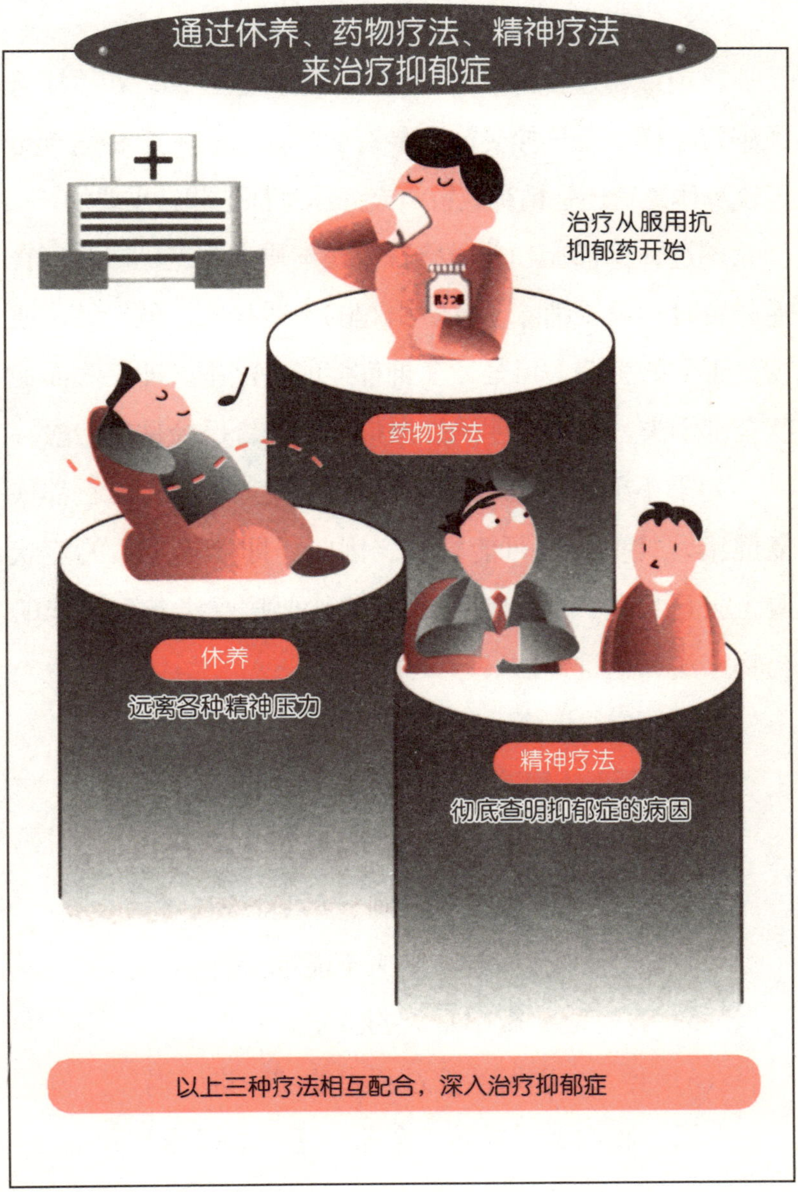
通过休养、药物疗法、精神疗法
来治疗抑郁症
治疗从服用抗
抑郁药开始
药物疗法
休养
远离各种精神压力
精神疗法
彻底查明抑郁症的病因
以上三种疗法相互配合，深入治疗抑郁症

治疗抑郁症必须遵循的六项原则

之前说明过，抑郁症就像是“精神感冒”，和治疗普通感冒一样，及早接受治疗最有效果。还有一个相同点是无论身体感冒还是精神感冒，充分休息都是非常重要的。

不过，抑郁症和普通感冒存在本质上的差别。治疗普通感冒时，只要消除了感冒引起的不适症状，就能够迅速恢复正常的生活。但是，在抑郁症的治疗中，即使表面症状全部消失，也很难明确知道抑郁症是否已经彻底治愈。

如果不能通过切实的治疗使抑郁症患者的身心都恢复健康，抑郁症很可能复发。因此，即使治疗后的症状看上去已经得到很大改善，也依然要接受半年到一年的药物疗法和精神疗法。

在抑郁症的治疗过程中，必须要遵循以下六个原则。

（1）要清楚知道“抑郁症是一种疾病”。

（2）在抑郁症的治疗中，休养非常重要。

（3）治疗至少需要半年到一年的时间。

（4）无论多么痛苦，坚决不能选择自杀。

（5）暂时避免做出重大的决定。

（6）要充分理解治疗过程中的“一进一退”。

下面，我们将对上述六个原则逐一加以详细介绍。

1.要清楚知道“抑郁症是一种疾病”

毫无疑问，抑郁症是一种疾病。虽然听起来这是再自然不过的事情，可是在实际生活中，无论是患者本人还是周围的家人及社会大众，对于抑郁症的认识依然存在很多偏见。例如，我们往往认为患者情绪低落，是因为本人工作不努力、不用心，或是应对压力和刺激的能力不够，从而给患者贴上“努力不够”的标签。但是，归根到底，抑郁症是一种疾病，不是仅仅依靠患者自身的努力就能够治愈的。所以还是希望大家在抑郁症不太严重时，及早发现，然后暂时放下一切，专注于治疗疾病。

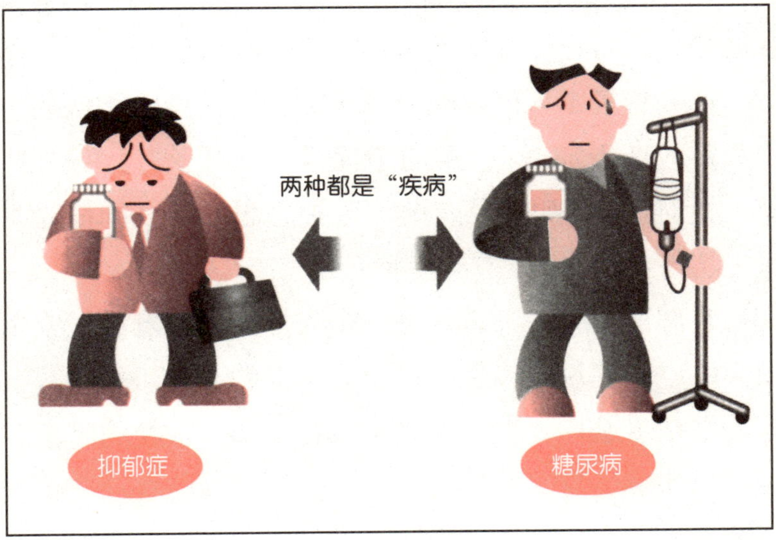

2.治疗抑郁症需要休养

多数抑郁症治疗是从服用抗抑郁药开始的。同时还需要配合休养，使身心得到充分放松才是最重要的。有时没法轻易放弃工作或家务，但毕竟是生病了，必须先要远离引起疾病的精神压力。

不过，原本踏实认真的人更易患上抑郁症，很多时候是患者自己拒绝休养，认为“很多天不上班太不像话了”。如果患者是家庭主妇，平时家里就是工作的战场，很难放松身心，还要担心“我不做家务，谁来做呢”，所以总也不能下定决心彻底休息。

如果自认为自己无法接受休息，那么一边观察症状，一边试着出去旅行或干脆住院治疗静养呢？如果症状较轻，只需好好休息四五天，有时症状就会消失。

如果患者本人能够充分意识到抑郁症是一种疾病，那么就应该下定决心“现在就是要专注于治疗，好好休息一段时间”，如果没有做好这种思想准备，抑郁症永远无法得到根治。

我们试着想一下，如果一个人忙得连休息或在家里发呆的空闲都没有，那么这个人承受的心理压力和社会压力该是多么巨大啊。其实可以在发呆、放松的时候，顺便思考一下究竟是什么必须要做的事情使自己会忙到那种地步。

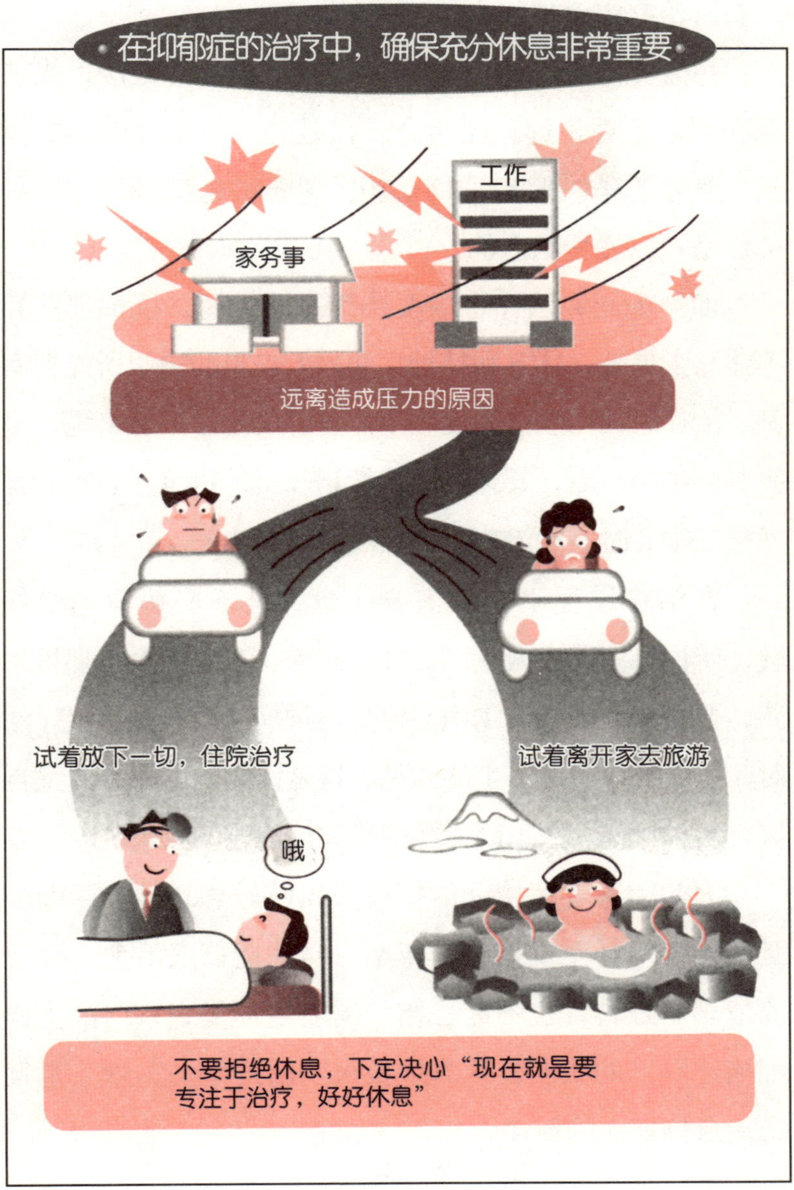
在抑郁症的治疗中，确保充分休息非常重要
工作
家务事
远离造成压力的原因
试着放下一切，住院治疗
试着离开家去旅游
哦
不要拒绝休息，下定决心“现在就是要
专注于治疗，好好休息”

3.治疗需要持续半年至一年

患者知道自己患上抑郁症，心情会非常低落，或者总在担心是否永远无法治愈。但是，只要按照医生的指示，放松心情、服用抗抑郁药、逐步接受精神治疗，抑郁症是可以慢慢治愈的。

即便如此，治疗也需要持续一段时间。抗抑郁药并不能马上见效，休息和精神疗法的效果也非肉眼所能观察到。治疗时间由病情程度和个体差异决定。一般来说，至少需要半年左右，长则需要持续1～2年。也有一些患者虽然接受很长时间的治疗，仍然没有彻底治愈。

在治疗过程中，最需要注意的是不要病情稍微好转，就擅自停药或减量。另外，如果仅在主治医生那里拿药，要去个人生活咨询中心接受精神疗法或参加小组疗法时，要先听取主治医生的意见。这是因为，如果患者擅自进行多种疗法，医生就无法准确掌握治疗的效果。

因此，患者在接受治疗前必须做好思想准备，即一旦开始治疗，至少需要半年至一年才能彻底治愈。即使病情稍微好转，也不能松懈，需要定期复查，向医生详细描述自己的状态，认真地投入到治疗中去，这才是彻底治愈抑郁症的捷径。

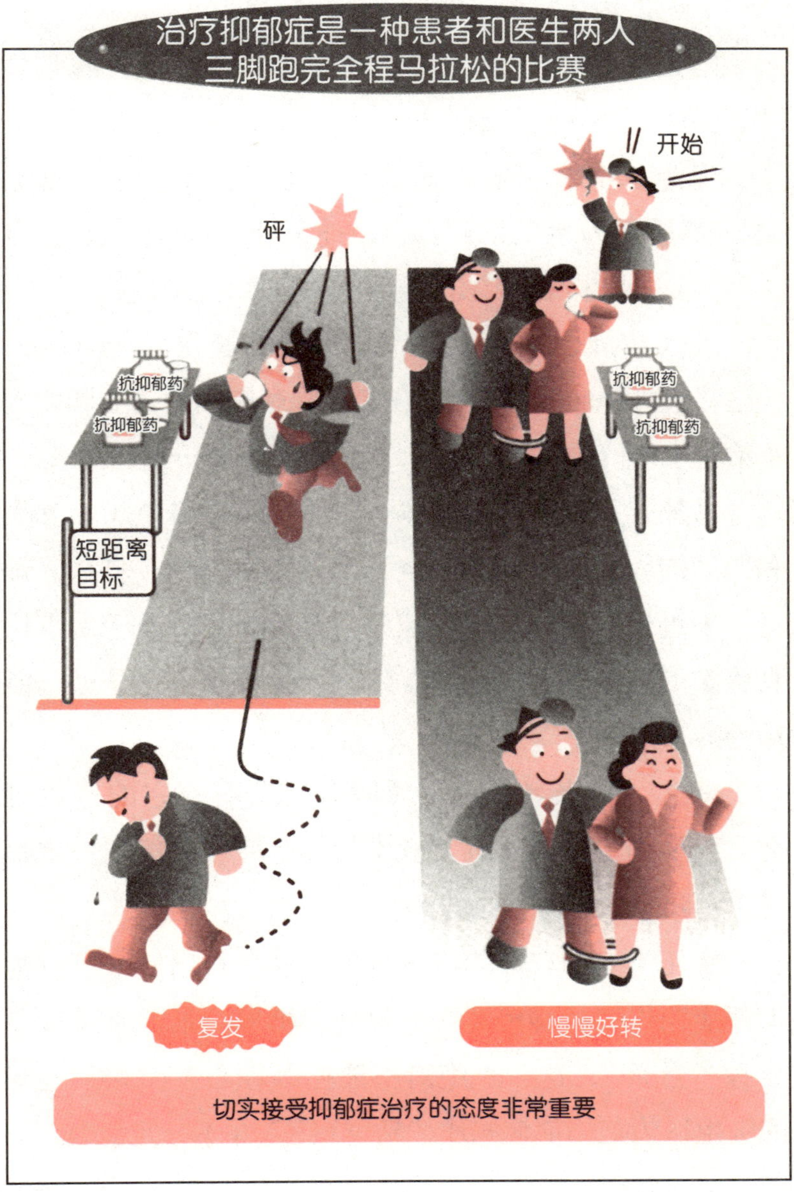
治疗抑郁症是一种患者和医生两人
三脚跑完全程马拉松的比赛
砰
开始
抗抑郁药
抗抑郁药
抗抑郁药
抗抑郁药
短距离
目标
复发
慢慢好转
切实接受抑郁症治疗的态度非常重要

4.无论多么痛苦，坚决不能选择自杀

陷入抑郁状态后，患者常常会觉得活下去非常痛苦，绝望之余开始考虑自杀。

因此，患者一定要意识到“想要自杀并不是谁的错，而是因为生病的缘故”，然后下定决心“不能自杀”，这一点非常重要。

家人和周围的人也要留意可疑的迹象。一旦觉得“这真让人担心啊”，应该在密切观察的同时，立即联系主治医生，请医生劝说患者“不要采取轻率的举动”等。

另外，可以给患者具体分析“如果你自杀了，家人和周围的人该是多么难过啊”等；还可以用“自杀麻烦论”来慢慢劝说，也能够起到一定的作用。对于做事认真踏实的抑郁症患者来说，给别人添麻烦应该是最不能接受的事情。

总之，在患者想要自杀时，总会有一定的迹象可循。只要周围的人时刻留意类似的征兆，就能在一定程度上预防患者出现自杀行为。

从任何人都有可能患上抑郁症这一点出发，可以把抑郁症叫作“精神感冒”。但是，抑郁症最严重时可以导致“自杀”，这一点绝对不能掉以轻心。因此，也有的医生认为把抑郁症叫作“精神感冒”并不一定恰当。

抱定“坚决不选择自杀”的信念很重要

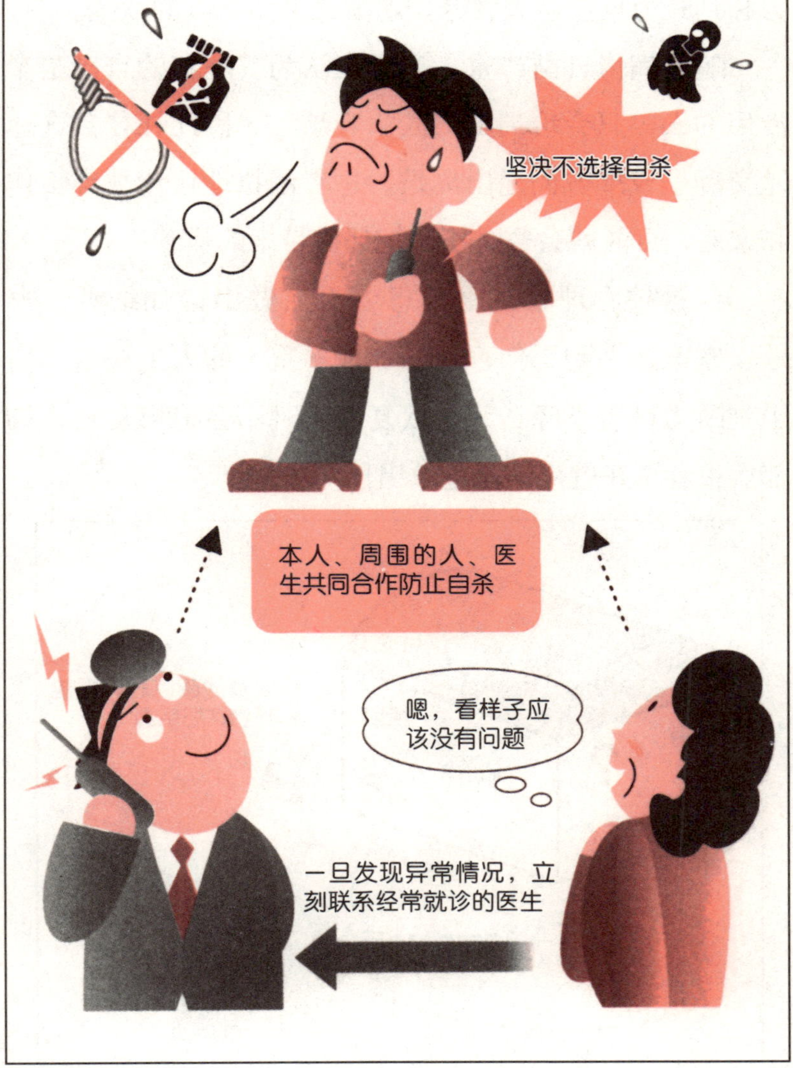

5.延后做出重大决定

患者一旦陷入抑郁状态，生命力会逐渐降低，思考力和判断力也会显著衰退，逐渐丧失活下去的欲望。

随着病情日渐严重，患者会认为“现在的自己是个没用的人，只会给周围的人添麻烦”，因此往往会选择递交辞呈或单方面提出离婚。患者固执地认为放弃工作和家庭，可能就会暂时摆脱抑郁症带来的痛苦。

在这种心理状态下，患者无法做出诸如结婚、离婚、搬家、调动工作、入学等许多重大的人生决定。由于判断力显著下降，为了恢复健康时不会追悔莫及，抑郁症患者现在就应该避免做出任何决定。

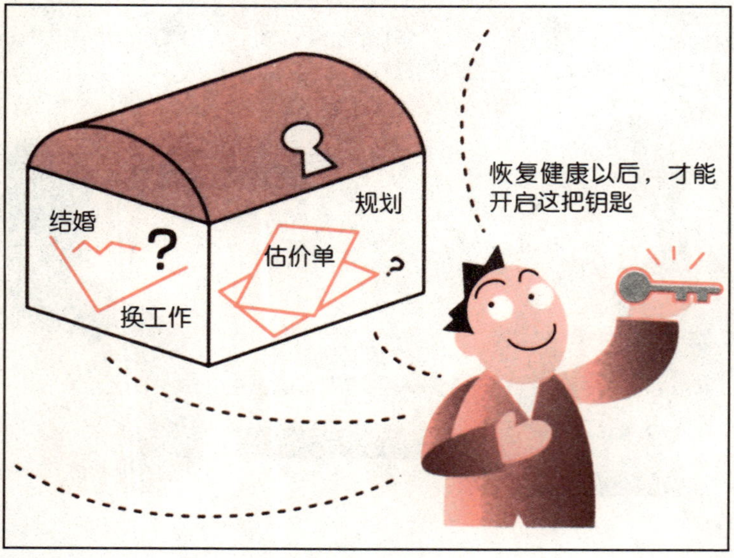

6.理解治疗中的“一进一退”

虽然服药后，抑郁症的症状会得到很大改善，但是自此一直好转是非常少见的。一般来说，病情都是时好时坏，症状呈现出“一进一退”的状态。

某一天恢复很好，但是第二天抑郁状态却变得更严重，甚至无法起床，这样的情况很多。虽然治疗过程中症状会出现反复，但是如果擅自停止治疗或是不去医院，非但不能恢复健康，反而会加剧病情，使症状进一步恶化。即使症状暂时恶化，也要把它想象成抑郁症治疗过程中“病情好转的信号”。对于患者来说，最重要的是要坚持到底，绝不能中途放弃。

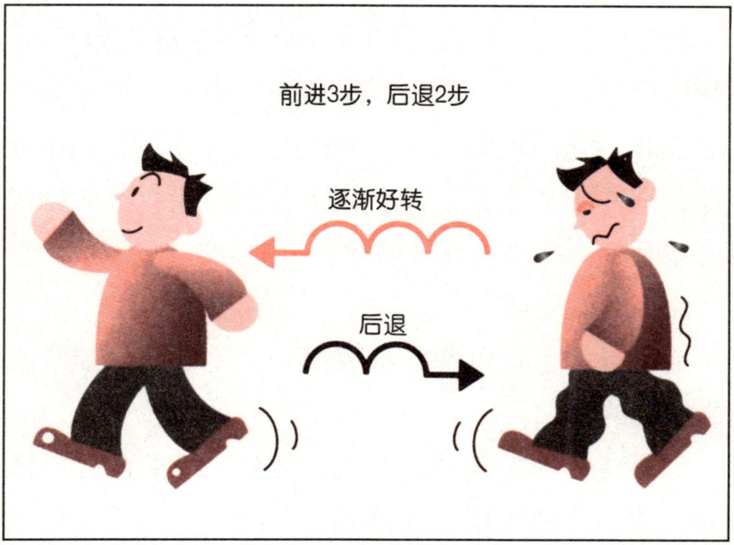

抑郁症的治疗中，患者要经历四个阶段

一般来说，抑郁症患者会经历前兆期、极端发展期、恢复期三个阶段。循环性抑郁症中还会出现第四个阶段——中间反复期。

接下来将试着逐一分析这四个阶段。

1.前兆期

在抑郁症初期，患者身心各方面的活力会逐渐减退，平时轻而易举就能完成的事情如工作和家务事等，现在开始觉得越来越吃力。因此，患者会陷入焦虑和自责中，这种焦虑感越来越强，又会导致症状进一步恶化……这一时期容易陷入上述恶性循环中。

如果在这个阶段就开始接受抑郁症的相关治疗，很快就能痊愈。但是，在抑郁症初期，患者很难察觉到自己的症状，几乎没有人会立刻去医院就诊。而且在这一时期，即使患者感觉身体有些不适去医院，很多时候也不会被医生诊断为初期抑郁症。

2.极端发展期

这个时期也可以叫作抑郁期，是抑郁症的症状表现非常明确的时期。

如果在抑郁症初期没有充分休息或开始治疗，漠视病情、置之不理的话，病情就会不断恶化，进入极端发

展期。

这一时期绝大部分患者开始去看医生，但是很多人只关注自己身体上出现的不适症状，去内科或妇科等就诊。因为没有接受专门针对抑郁症的治疗，病情也丝毫没有好转。很多患者都是在各个科室来回奔波之后，最终才选择到精神科就诊。

在这一过程中，有的患者会因为逐渐对医生产生不信任感而累积更多压力，加剧病情的恶化。

3.恢复期

这一时期是指患者开始接受药物治疗，病情逐渐恢复的时期。

虽然之前抑郁症的症状时好时坏，但是进入这一时期之后，症状会逐渐得到改善。实际上，这个阶段也可以看作是一个非常微妙的时期。从表面上看，症状不断减轻，但是多数情况下，抑郁症本身并没有得到多少改善。

正当身体状况好转，患者也逐步恢复自信的时候，因为一点小事，心情突然变得非常低落或是回复到极端发展期，这种情况非常普遍。这一时期也是周围的人暂时松口气的时候，因此也会出现一时疏忽，再次给患者带来巨大压力的情况。

事实上，这一时期的自杀者数量也很多。有些患者因为自身没有彻底恢复到正常状态而感到非常绝望，以此为契机最终选择了自杀。

正因为如此，综合使用休养、药物疗法和精神疗法非常重要。

4.中间反复期

从医学意义上来说，抑郁症经过上述三个阶段的治疗就可以宣告结束。也就是说，患者已经恢复到可以重新回归社会的状态。

这里硬加进来的“中间反复期”，是来源于终生都存在复发危险的循环性抑郁症中好不容易恢复健康和再次复发之间的“中间时期”。当然，即使不是循环性抑郁症，也可能复发，所以即使状态平稳，也依然需要多加注意。

患者在这个时期要做的一项重要工作，就是分析自己“为什么会患上抑郁症”。只有自己确切了解病因，今后再次陷入相同的状态时，才能够正确应对，顺利展开治疗。

请试着冷静思考患上抑郁症的原因究竟是什么，以及自己承受了哪些压力。另外，试着分析自己的性格，好好思考一下自身踏实勤奋、一丝不苟的部分。还要仔细回想一下抑郁症状最严重的时候，自己的精神状态到底是怎样的。对于抑郁症患者来说，这些也许都是非常痛苦的回忆。不过如果现在已经恢复健康，也许会觉得那一时期自己的情绪居然低落到如此严重的地步，实在是无法理解吧。

循环性抑郁症患者的四个阶段

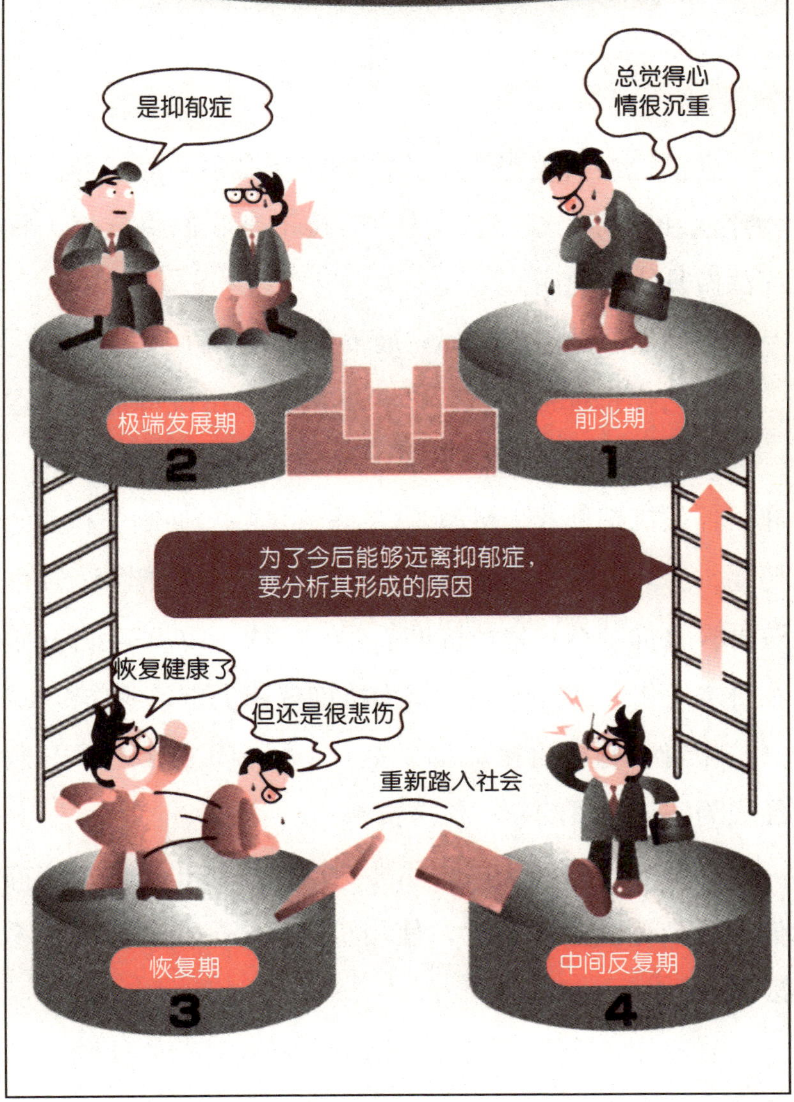

能够有效治疗抑郁症的药物疗法

治疗的关键是抗抑郁药

之前已经反复提到“治疗抑郁症必须依靠休养、药物疗法和精神疗法三大支柱”，接下来我们将就每一种疗法做具体的说明。

药物疗法是治疗抑郁症最重要的方法。

在治疗抑郁症的过程中，一般会使用抗抑郁药。这一类药根据化学构造的不同，可分为三环类抗抑郁药、非三环类抗抑郁药、MAO（单胺氧化酶）抑制药和其他药物。另外，最近备受大家关注的SSRI（选择性5–羟色胺再吸收抑制剂）也是抗抑郁药的一种，1999年5月开始在日本发售。2000年春，新型抗抑郁药上市，叫作SNRI（去甲肾上腺素再摄取抑制剂）。目前SNRI和SSRI已经成为备受瞩目的新一代抗抑郁药。

日本过去一直使用三环类抗抑郁药和非三环类抗抑郁药，最近医生开药时，使用SNRI和SSRI的情况正逐渐增多。

右表总结了日本现在正在使用的抗抑郁药的种类。

抗抑郁药的种类

分类	一般名	商品名	标准使用量（毫克/天）
三环类	盐酸丙米嗪	丙米嗪、米帕明	30～150
	去甲丙米嗪	地昔帕明	50～150
	盐酸氯米帕明	安拿芬尼	30～150
	三甲丙咪嗪	曲米帕明	30～150
	盐酸阿密替林	阿米替林、依拉维	30～150
	去甲替林	去甲阿米替林	30～150
	阿莫沙平	氯氧平	30～150
	洛非帕明	安扑利特（日本商品名）	70～150
	二苯噻庚英	度硫平	75～150
非三环类	马普替林	路滴美	30～75
	盐酸米安色林	脱尔烦	30～60
	司普替林	塞替普林	3～6
	盐酸曲唑酮	美抒玉	50～150
SSRI	盐酸氟西汀	百忧解、忧克	50～150
SNRI	米那普伦	米西普朗	50～100
其他	舒必利	止吐灵	150～300
	阿普唑仑	佳静安定、甲基三唑安定	1.2～3.2
MAO抑制药	沙夫肼	沙夫肼	15～30

抗抑郁药要根据症状区分使用

前一页的表里已经说明，抗抑郁药分成好几大类。每一种药效都存在微妙的差异，所以即使都是抑郁症患者，医生开出的处方里所使用的抗抑郁药也不一定相同。

例如，在抗抑郁药里最流行的是一种三环类抗抑郁药“丙米嗪”。这种药物能够消除抑郁症特有的心情低落这一症状，使低落的心情重新振奋起来。

另外，同样属于三环类抗抑郁药的“阿莫沙平”，能够提升干劲儿，明显改善意志方面的症状。还有非三环类抗抑郁药“马普替林”，能够稳定自主神经，有效改善食欲缺乏、恶心、呕吐等肠胃症状及身体症状。

像这样，抗抑郁药基本上要根据患者的症状区别用药。有时在治疗过程中，症状发生变化或药效并不明显时，医生就需要增加药量或更换药物等。

另外，如果症状较复杂时，还会使用安眠药和抗焦虑药配合抗抑郁药。

使用抗抑郁药进行治疗的药物疗法，应该说是治疗抑郁症最有效的方法，只要是对症下药，疗效就会非常显著。

不同的症状需要使用不同的抗抑郁药

症状	适用的药物种类	药剂
悲哀感、丧失气力、灰心沮丧	振奋精神的抗抑郁药 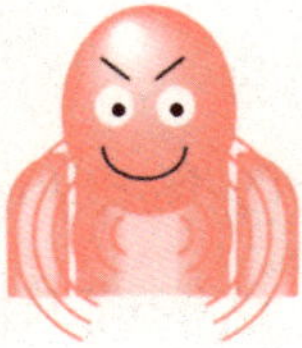	丙米嗪 米帕明 洛非帕明
不安、自寻烦恼、非常强烈的不安带来的焦虑感	具有催眠、减轻不安作用的抗抑郁药 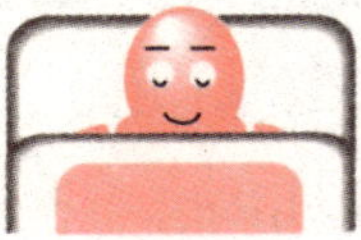	曲米帕明 马普替林 阿米替林 盐酸米安色林 曲唑酮
缺乏意志、抑制行动	具有振奋意志作用的抗抑郁药 	去甲替林 阿莫沙平 地昔帕明
主要表现为身体的自主神经障碍，抑郁症状并不明显（假性抑郁症）	具有广泛作用的抗抑郁药 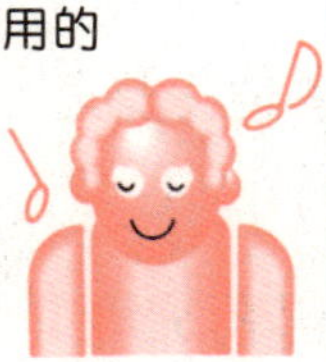	马普替林 司普替林

为什么抗抑郁药能够有效治疗抑郁症

抗抑郁药中最常见的是从20世纪60年代就开始使用的三环类抗抑郁药。

三环类抗抑郁药的得名来源于这类药物的化学结构里包含三个像龟壳形状的化学环（原子是通过六边形的环状结合在一起的）。另外，最近新开发出的经常使用的抗抑郁药里，还有包含四个化学环的四环类抗抑郁药。

那么，为什么这些抗抑郁药能够有效治疗抑郁症呢?

根据现在已知的原理，这些抗抑郁药能够显著增强大脑内部神经细胞之间负责传达信息的去甲肾上腺素和5-羟色胺这类物质的作用，活跃大脑中枢神经的功能。关于这一功能的说明内容有些难，请大家了解一下。

5-羟色胺是大脑内部负责掌控情绪、意志、食欲及记忆等功能的神经传达物质（192页）。神经细胞释放出的5-羟色胺和接受的神经细胞结合在一起，起到互相传达信息的作用。如果释放出的5-羟色胺的容量和作为接受方的容量一致，心情和意志等方面就不会产生异常。另外，去甲肾上腺素是使身心活跃的神经传达物质，作用和5-羟色胺相同。

那么，抗抑郁药究竟是如何影响这些神经传达物质的功能呢?

大脑内部信息传达的构造

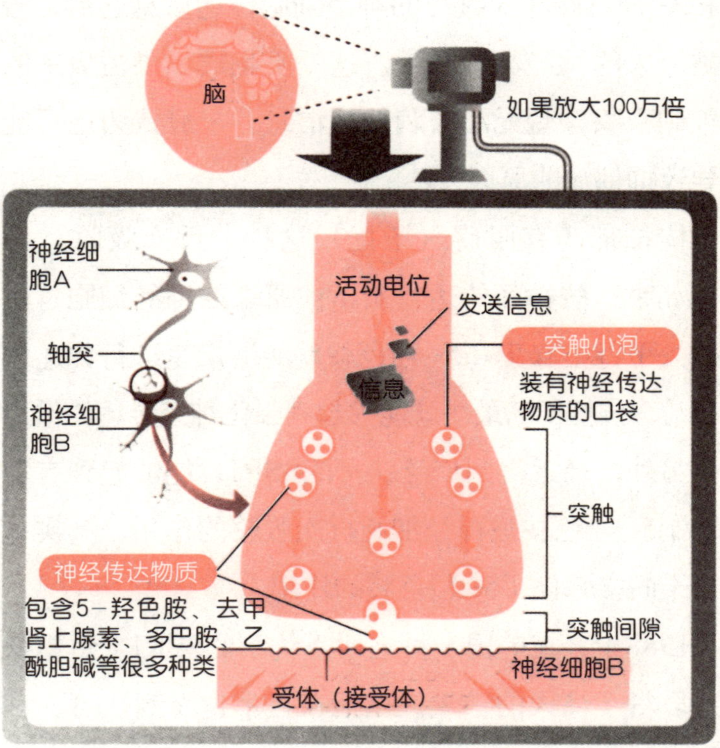

大脑内部的信息传达是通过总数达数十万亿个神经细胞之间互相发送电流信号完成的。如果用神经细胞A和神经细胞B来说明这种传达信息的过程时，那就是沿着A的轴突传输的电信号（活动电位），到达最前端的突触，在那里刺激突触小泡。突触小泡里装有叫作神经传达物质的化学物质，这些化学物质对刺激做出反应，然后发射至神经细胞B。进入B的受体的神经传达物质再次变成电信号，发射给下一个神经细胞

干扰“再次吸收”的抗抑郁药

我们观察到，有时作为神经传达物质的去甲肾上腺素和5-羟色胺在向接受的神经细胞传达信息之后，会再次被原来的神经细胞吸收。这一类物质如果被原来的神经细胞吸收，就无法顺利传达信息，一般认为这可能就是导致抑郁症的原因。

抗抑郁药有阻碍（干扰）这种“再次吸收”的作用。如果这些神经传达物质不被原来的神经细胞再次吸收，去甲肾上腺素和5-羟色胺就能够反复进行传递信息的活动，抗抑郁药最终就能够起到强化神经传达的作用。

另外，最近得到广泛认可的SSRI，能够起到有选择地抑制5-羟色胺被神经细胞再次吸收的作用，其实也就相当于间接强化了5-羟色胺的作用。

1988年，在美国一种名叫百忧解的SSRI上市销售，并且取得了惊人的销量。然后在日本也得到认可，日本的药品生产商推出氟伏沙明，现在正在快速普及阶段。这种药物与之前使用的抗抑郁药相比，特点是不良反应较小，而且比起抑制抑郁症的症状这一作用来说，我们更期待它能够在缓和不安、紧张感方面发挥更大的作用。

抗抑郁药能够干扰神经传达物质的再次吸收

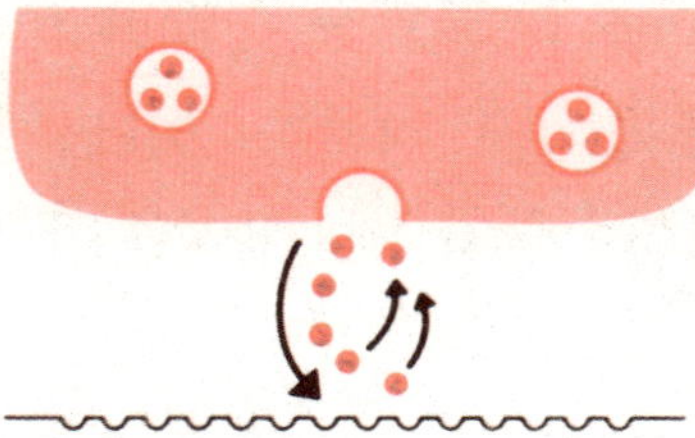

抑郁症患者的大脑内部，会发生神经传达物质去甲肾上腺素和5–羟色胺再次被原来的神经细胞吸收的现象

● 5–羟色胺：和情绪、食欲、记忆等信息传递有关的物质

● 去甲肾上腺素：和传达吃惊、愤怒等有关的物质

如果服用抗抑郁药

抗抑郁药通过抑制神经传达物质的再次吸收，使信息传达正常化，没有被再次吸收的部分进入突触间隙，增加了神经传达物质的数量，所以能够起到加强各种物质作用的效果

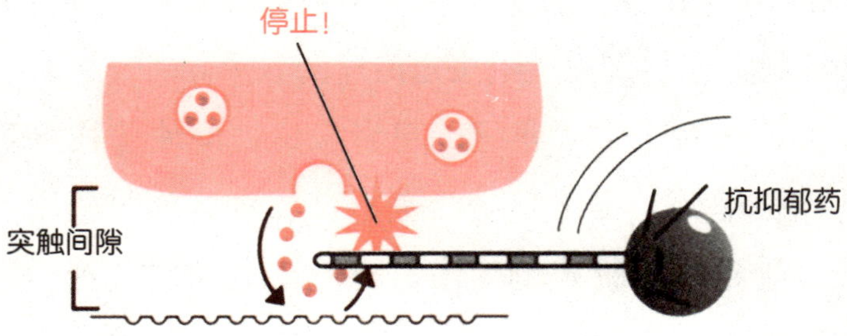

事先需要掌握的不良反应知识

任何一种药物都有不良反应，抗抑郁药也不例外。

三环类抗抑郁药的不良反应主要有手脚麻木、口干、便秘、出汗、鼻塞、视物模糊、心悸、水肿、排尿困难、瞌睡等。这是抗抑郁药中含有的抗胆碱作用（193页）引起的反应。

虽然我们不断努力研发出不良反应较小的药物——四环类抗抑郁药和SSRI，但这并不意味着它们就完全没有任何不良反应。所有的抗抑郁药或多或少都会有一定的不良反应。

治疗抑郁症的药没有一种可以称为特效药。一般来说，患者在服用抗抑郁药后，至少需要1~3周才能见效，不可能服用之后立刻有所好转。但是，不良反应却是服用后立刻就会表现出来。患者在服药初期会觉得非常痛苦，请一定要遵照医嘱，坚持服用，直到药效显现。能否坚持服用药物，在很大程度上决定治疗的效果。

另外，对于上了年纪的患者来说，即使服用剂量很小的抗抑郁药，也很容易产生不良反应，如服药后容易头晕，导致走路时摔倒受伤，有时还会出现各种幻觉。请周围的人一定要注意观察患者的情况。不过，想要中断服用药物时，请务必咨询主治医生。

抗抑郁药的不良反应

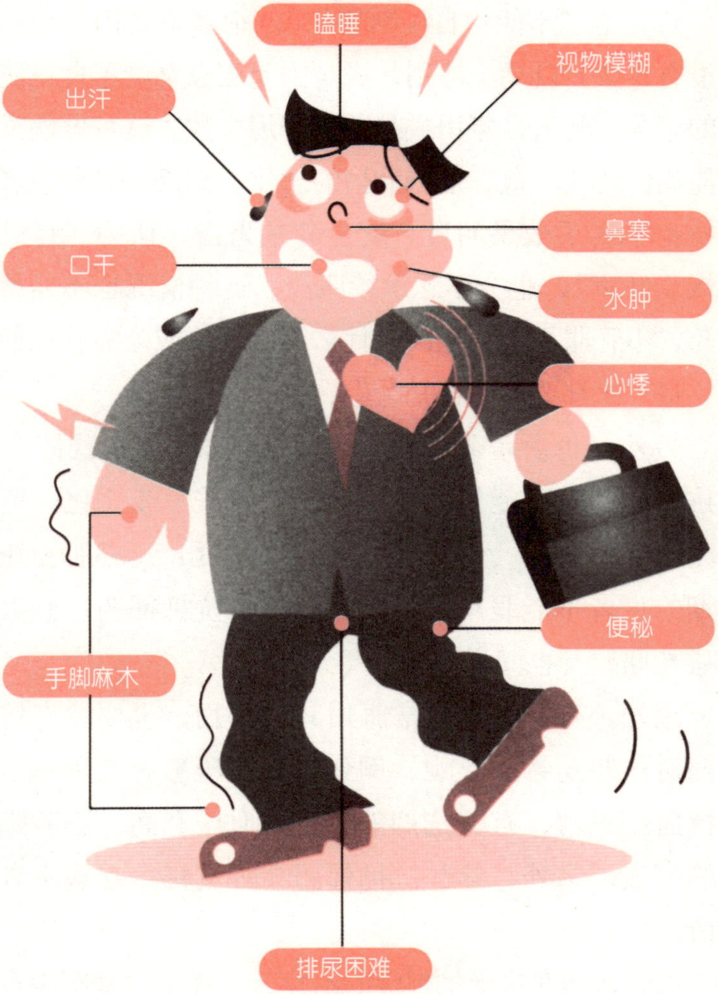

服用抗抑郁药时的注意事项

进行药物疗法时，必须注意以下几点。

首先是“不能擅自中断服用”。很多患者因为服药初期没有见效，就马上停用，或是因为难以忍受不良反应带来的痛苦，就擅自停用或是减少服用次数。这种做法反而会使病情长久不愈，加剧病情的恶化。相反，有些患者服用抗抑郁药后效果明显，就会非常兴奋，认为“自己已经恢复健康”，也会不想继续服药。这种情况也不能擅自停药。不管服用药物期间有什么不良反应或是症状如何变化，每一次都要详细告知医生，再次诊断开药。

另外，也要事先了解“抗抑郁药禁用的人群”。由于抗抑郁药有可能使一些疾病的病情进一步恶化，所以青光眼（193页）、前列腺增生（193页）及心肌梗死恢复期的患者不能服用，特别是三环类抗抑郁药。妊娠期和哺乳期妇女也同样禁用。

此外，有些患者经常服用其他药物，也要注意抗抑郁药对这些药物的影响。例如，高血压患者服用降压药维持血压正常，有些抗抑郁药会使血压升高，影响降压药的疗效。另外，某些抗抑郁药会加重帕金森病患者的病情。

患者必须在接受抑郁症的治疗时，详细告知医生自己同时服用的其他药物，请医生给予恰当的用药指导。

服用抗抑郁药时必须注意的事项

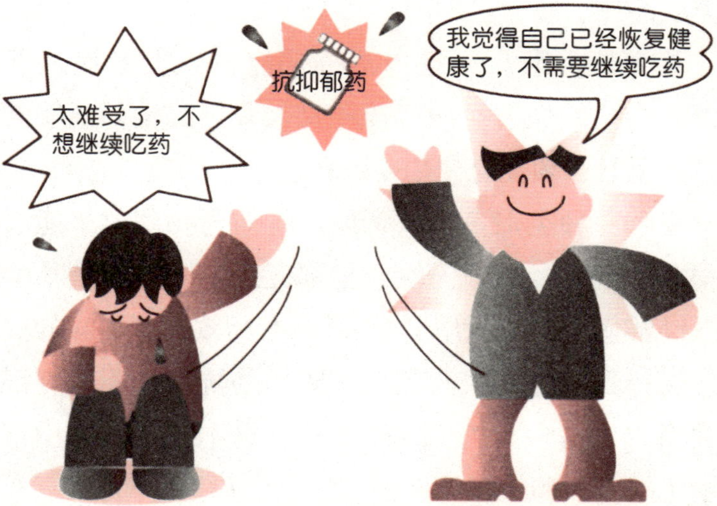

不要根据自己的判断，擅自停止服药

不能服用抗抑郁药的患者

青光眼、前列腺增生及心肌梗死恢复期的患者不能服用抗抑郁药，特别是三环类抗抑郁药。孕妇、哺乳期妇女及帕金森病患者也同样禁用。另外，如果经常服用其他药物，要详细咨询医生，请医生给予恰当的用药指导

针对失眠和不安的药物疗法

抗抑郁药是治疗抑郁症最有效的药物，但也有些症状无法治疗。

首先是失眠。一旦患上抑郁症，绝大多数患者都会经历失眠的痛苦。病情较轻时，服用抗抑郁药能够治愈，严重时必须配合使用安眠药。

安眠药种类很多，从帮助入睡的药物到效果能够持续很久的药物，不一而论。抑郁症患者通常都是早醒，所以经常使用的是服用后4小时左右药效达到顶峰的安眠药。选择哪一种安眠药和正在服用的抗抑郁药也有很大的关系，要请主治医生诊断开药。请不要随便服用市面上销售的安眠药，也不要去别的医生那里开药。

另外，如果患者表现出强烈的不安，有时也会配合使用抗焦虑药。这一类药也可以叫作精神安定药，只有在仅服用抗抑郁药无法消除不安感时，才能请医生开这种药。不过，无论是安眠药还是抗焦虑药，如果长期过量服用，都有可能形成药物依赖。最后有可能变成不服用安眠药就无法入睡，或是不服用抗焦虑药就会担心忧虑，无法平静。

不管怎样，在治疗抑郁症的过程中，同时使用多种类型的药物，必须在医生细致的指导下正确服用。这一点非常重要。

合并用药可以缓解失眠、不安

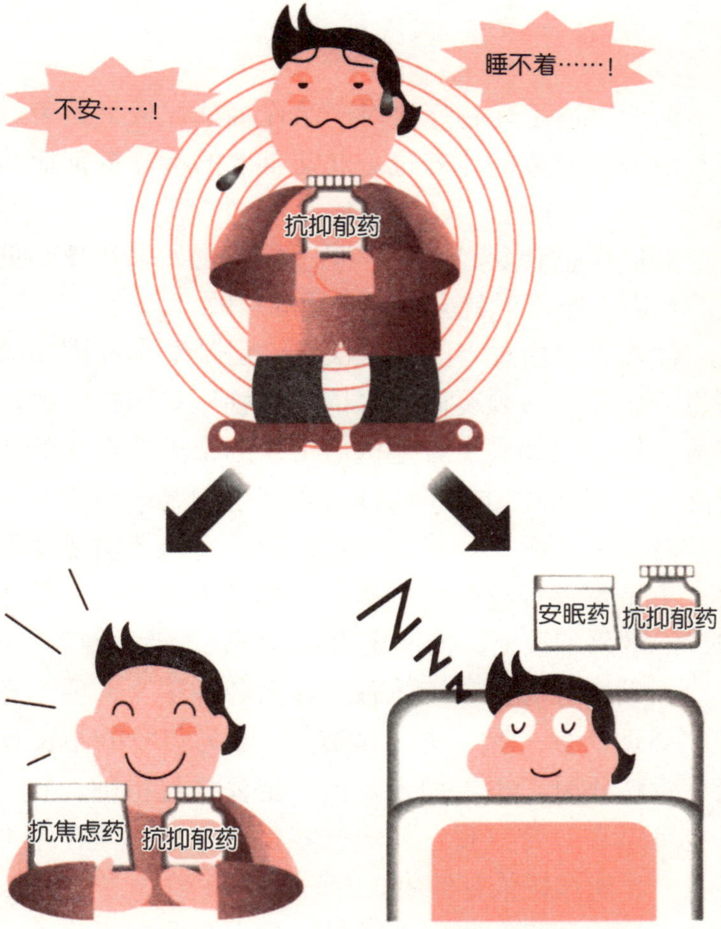

同时服用多种药物，必须在医生细致的指导下，正确服用

抑郁症治疗中非常重要的“休养”的意义

休养的方式因人而异

前面讲述了药物疗法对于治疗抑郁症效果显著。接下来讲一讲充分的休养也是非常重要的治疗抑郁症的方法。

抑郁症患者身心俱疲，同一种药物如果在身心更愉悦的状态下服用，就会取得更好的疗效。

休养方式由患者的症状决定，但是基本原则相同，即患者要和“必须要做的事情”这种压力保持距离，试着放松休息。如果患者是拼命工作的上班族，这就意味着必须立刻远离工作。同样，家庭主妇要远离家务，学生暂时不去上学。症状特别严重时，可能还需要住院治疗。患者每天接受药物疗法，再加上不需要过分关注周围，能够悠闲放松，抑郁症状会得到很大改善。

如果患者选择在家休息，远离各种压力，要注意保持“合理饮食”和“充足睡眠”。因为药物的不良反应而感觉瞌睡时，不要勉强自己一定要打起精神，肚子饿时也可以在一日三餐之外吃些零食。像这样储存体力和能量，才能很快恢复健康。

另外，如果一直闷在家里，反而会感觉更痛苦。情绪低落或感觉郁闷时，可以适当转换心情，做些感兴趣的事情或运动，如出门旅行等。

休养的基本原则是和“必须要做的事情”保持一定的距离

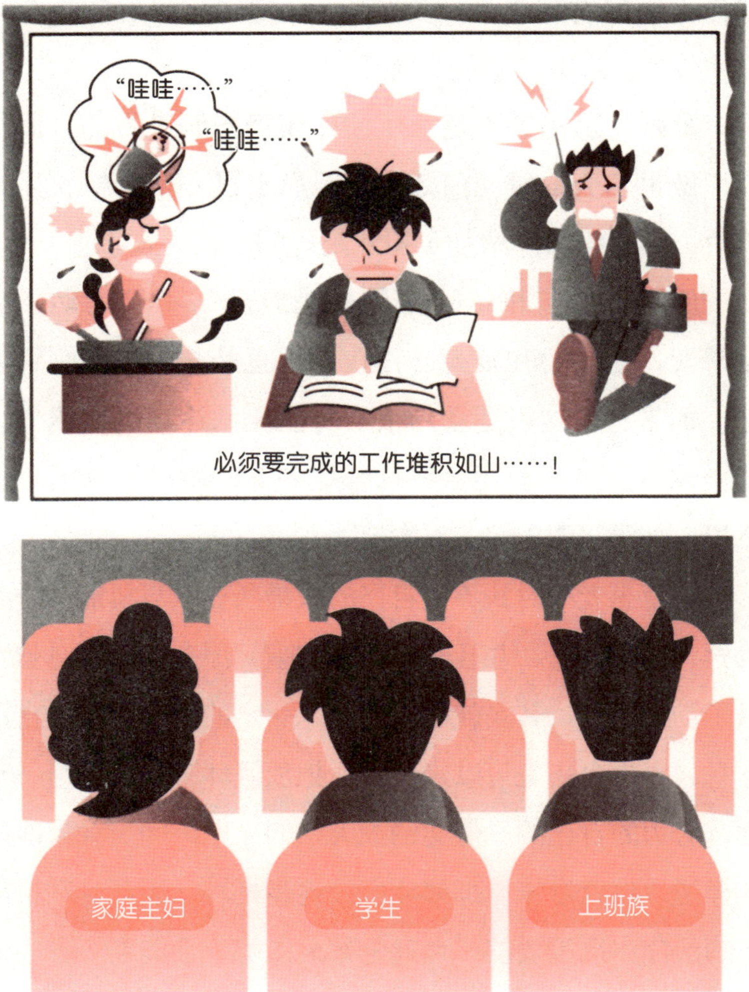

不要把休息变成一种压力

据说抑郁症患者经常询问“怎样休息才有效果”或“什么爱好有利于治疗抑郁症”。抑郁症患者的一个共同特征就是没有所谓的兴趣爱好。

爱好、运动等不是为了治疗疾病强制进行的，而且那样做也不会取得任何效果。只有自己心情舒畅、乐在其中，不会给治疗增加负担才是好的放松方式。

例如，像打排球这样的球类运动，不仅运动强度非常大，还需要和别人合作，成绩也是一目了然。可以说，如果进行这类运动，很有可能无法达到远离压力、放松休息的目的，还会在抑郁症的某些阶段增加治疗的负担。如果可以的话，最好还是避免进行。

即使患者一时找不到自己的兴趣所在，只要能够身心放松，好好休息，并且开始认同“哦，原来只要休息就可以了”的想法，其实就已经达到了一定的效果。即使自己休息，人生也还是可以走下去；把放假休息当成是给一直勤奋努力的自己的一份奖励或人生的充电时间。如果能够这样想，也就意味着抑郁症已经逐步好转。因此，在抑郁症的治疗中很重要的一点就是每天能够享受美食、身心愉悦地进入梦乡，真正领悟休养的意义。

不要勉强自己休息，先要做到身心放松

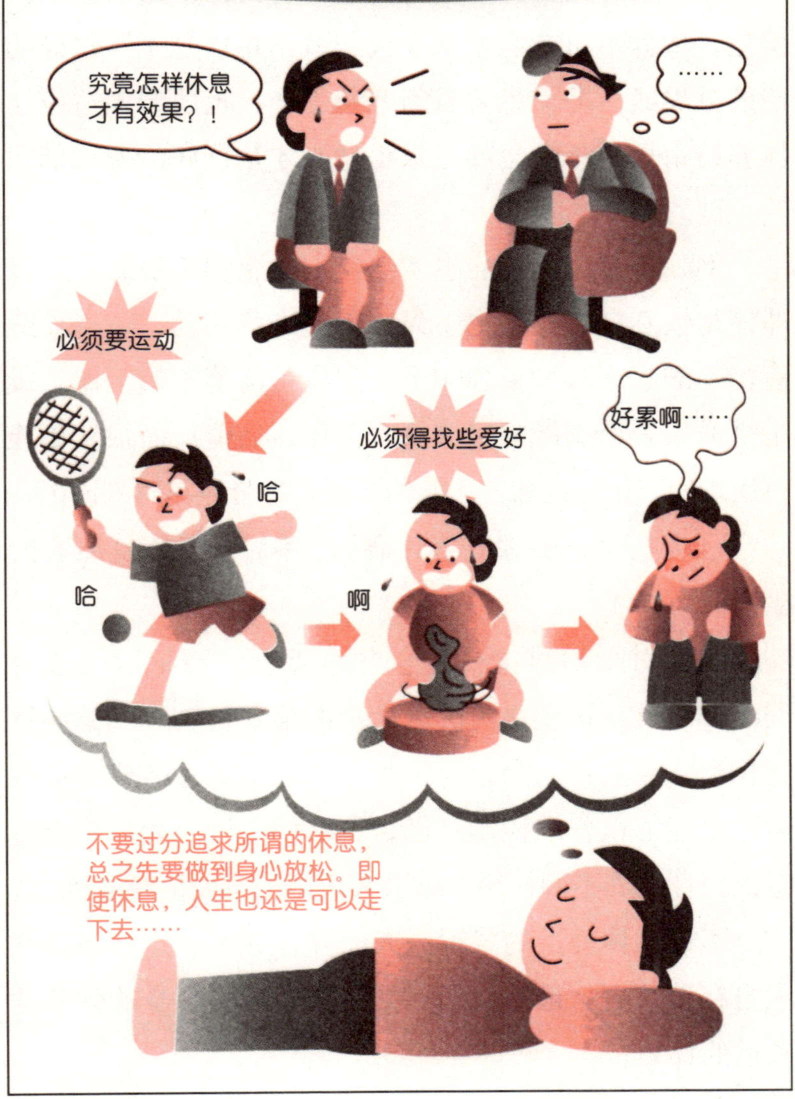

休养结束，也要放松身心

某一天开始完全不用吃药意味着药物疗法的结束。但是，休养不可能有“从今天起就不用休息了”这样明确的分界线。即使患者重新开始工作，也要慢慢适应。休养结束后也不要急躁，放松身心才是彻底治愈抑郁症的关键。

例如，多数抑郁症患者会在上午感觉不舒服，所以即使是恢复期，开始也要只在下午进行活动，一点点适应忙碌的状态。如果想一下子完成之前落下的工作，或是拼命努力希望能够尽快投入工作，病情反而很有可能再次发作，这也是非常危险的事情。患者应该时刻谨记，“自己生病了，必须好好休息”，然后逐渐恢复原有的生活。

休养对于治疗抑郁症也非常重要。请把这一段时间看作是重新审视之前的人生观的绝好机会。如果能够这样想，今后再因为杂事忙得不可开交或心情感觉郁闷时，也能够很好地控制自己，调节好心情。如果能充分意识到身心的不同作用，就会大大降低复发的危险性。

不过，休养后的状况因人而异，并不一定都是要悠闲自在地待着。最重要的还是制订出适合自身的休养结束后的计划。

制订出适合自身的休养结束后的计划很重要

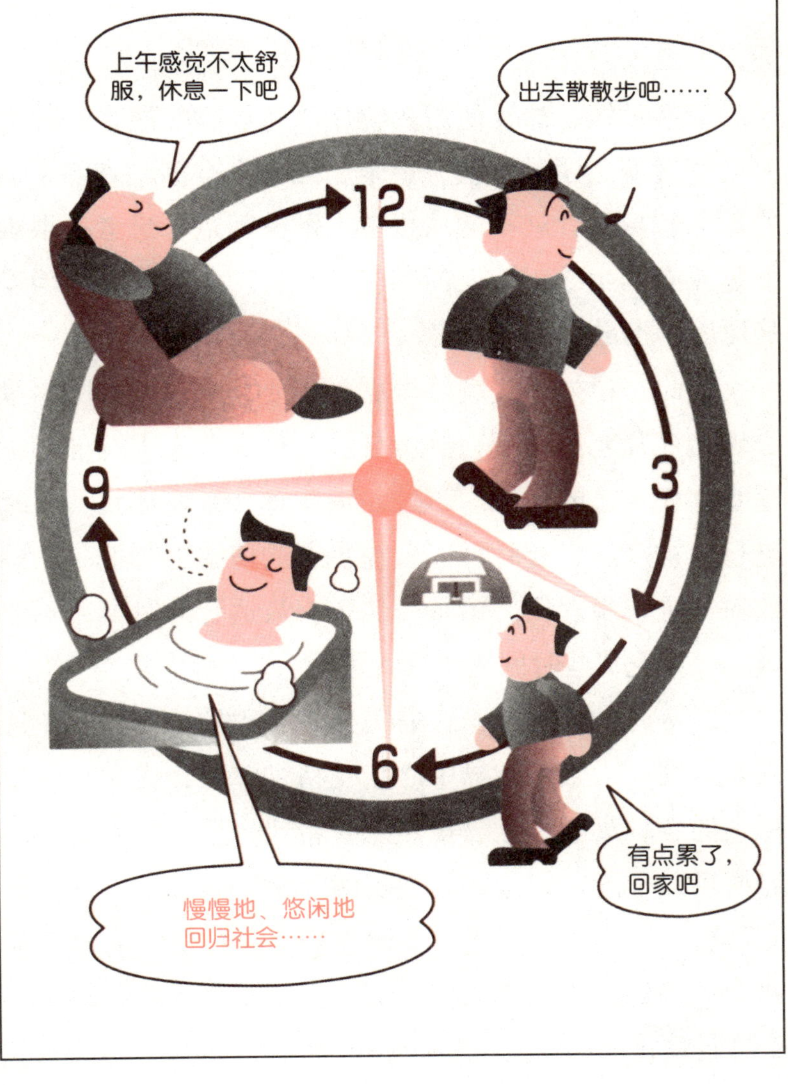

治疗抑郁症效果显著的精神疗法

精神疗法的目的是避免抑郁症再次复发

很多时候，综合使用药物疗法和休养疗法，2～3个月后情况就会明显好转。但是，如果没有彻底查明患病的原因和契机，就不能从根本上解决问题，患者也很难恢复原有的生活。即使能够回归社会，如果没有弄清发病原因，也很有可能复发。

因此，精神疗法就显得更为重要。患者要和医生或心理治疗师充分交流，倾诉自己为什么会患上抑郁症，逐步剖析自己的内心。不过，请注意如果在症状严重时进行精神疗法，有时反而会使患者的情绪更加低落，导致症状进一步恶化。精神疗法也有最适合的时期，不要着急，多花费些时间逐步深入进行。

经常有一些患者一边看医生，服用抗抑郁药，一边去其他的个人生活指导中心接受精神疗法，或参加自发组织的各种集团疗法。虽然患者希望自己尽快好起来的心情可以理解，但是还是要提醒大家，事先一定要咨询专科医生。因为如果患者同时进行多种疗法，有时无法明确抗抑郁药的效果如何，而且有些患者的症状也不适合进行精神疗法。

精神疗法的种类

集团疗法

一名医生一次组织多名患者进行的精神疗法

机能反馈疗法

利用条件反射原理，培养患者自制能力来治愈精神疾病的疗法

交流分析疗法

在与他人的交往过程中意识到自己的问题所在，进行自我分析的精神疗法

绝食疗法

利用绝食带来的意识方面的变化，来治疗精神疾病的疗法

催眠疗法

使患者进入催眠状态，通过施加各种暗示来治疗患者身心障碍的疗法

盆景疗法

通过手工制作盆景等活动来了解患者的内心世界，从而治疗精神疾病的疗法

内省疗法

彻底回顾自己过去的行为，促使自身意识发生改变的疗法

“一般心理疗法”——最常使用的精神疗法

正如上一页介绍的那样，精神疗法也有很多种类。最常使用的是一般心理疗法，也叫作认知疗法，是指医生通过和患者对话，找出引起抑郁症的压力因素，彻底查明为什么会给患者带来压力及最后发展成抑郁症的原因，明确和抑郁症有关的消极想法后，医生和患者共同探讨如何进行改变。

患者和医生、个人生活顾问的交流就是个人生活指导，根据症状的发展，需要持续一年以上才能完成。对于诉说者和倾听者都需要耐心和毅力。患者自身也必须做好相应的思想准备。

在进行个人生活指导时，患者必须要和医生详细说明何时陷入抑郁状态，能够想到的导火索是什么，以及什么时候会觉得痛苦等。持续对话的过程中，自己之前的生活方式是什么，或自己是被什么束缚住……就像解开谜团一样，患者也能够逐渐认清自己的问题所在。精神疗法的作用其实就是帮助患者逐渐认清是什么事情或想法不断压迫自己的内心，以至于无法自拔，最终患上抑郁症。

接下来，将会逐一说明几种基本的精神疗法。

抑郁症的相关咨询和指导

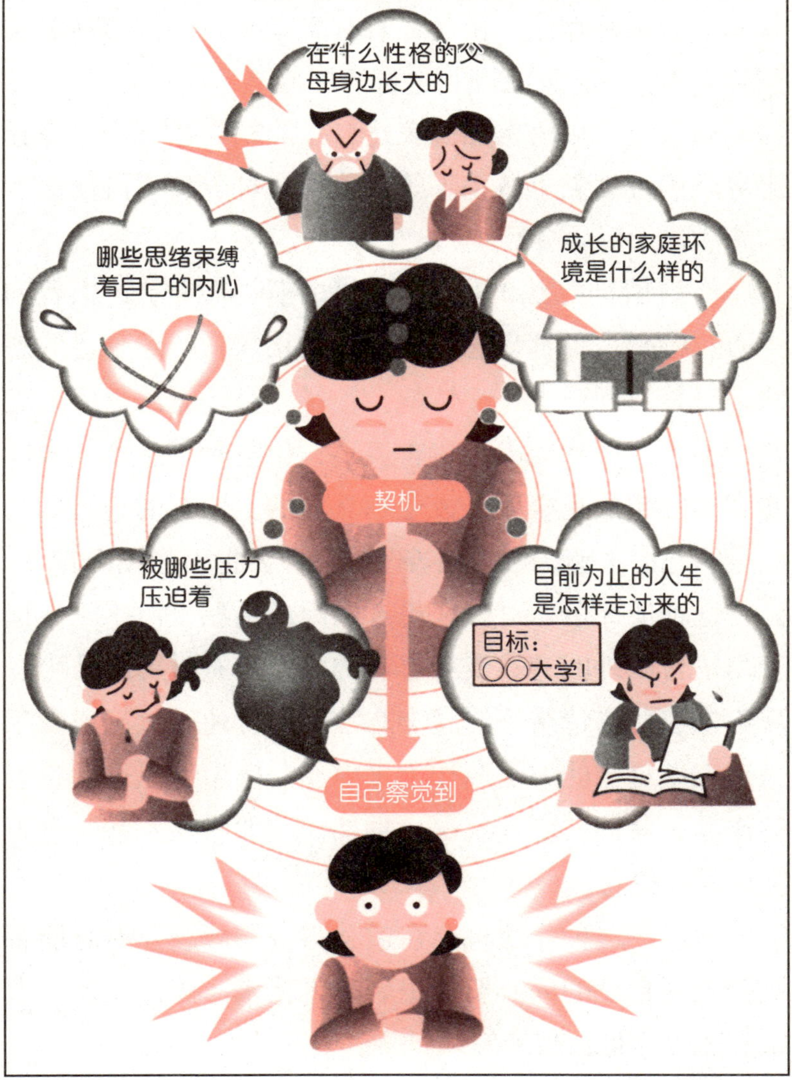

语言以外的探索患者内心的精神疗法

医生通过和抑郁症患者的对话，逐步找出病因，这是基本的精神疗法。但是，有时患者表达的内容和真实想法并不一致，无法顺利进行治疗。

如果无法用语言准确表达自己的精神状态，可以让患者画画或用黏土做手工等，使用多种表现手段使患者的想法化无形为有形。

使用精神疗法的困难在于如何准确捕捉到患者的内心。特别是抑郁症患者极力想要用语言传递自己的想法，但是遇到一点小事情就会精神亢奋，无法很好地表达。另外，即使能够用语言表达，但有时表达出的内容和真实的想法正好相反或是不真实的。还有的患者认为医生的态度不够亲切或怕被医生批评，也不想倾诉。

这种情况下，可以让患者画画或用黏土做手工，试着用语言以外的方式表现自己的内心。有时可以从中发现不安或悲伤情绪下的真实想法。这种通过绘画或做手工来表现自己的方法叫作艺术疗法。医生可以通过患者的作品，掌握其心理状况、抑郁症状的特点、病情是否在好转等信息。

不过，这种疗法也存在适合与否的问题。有时能否顺利表现自己的内心要看患者有无艺术才能。相反，太富有表现力也会带来麻烦。

语言以外的探索患者内心的精神疗法

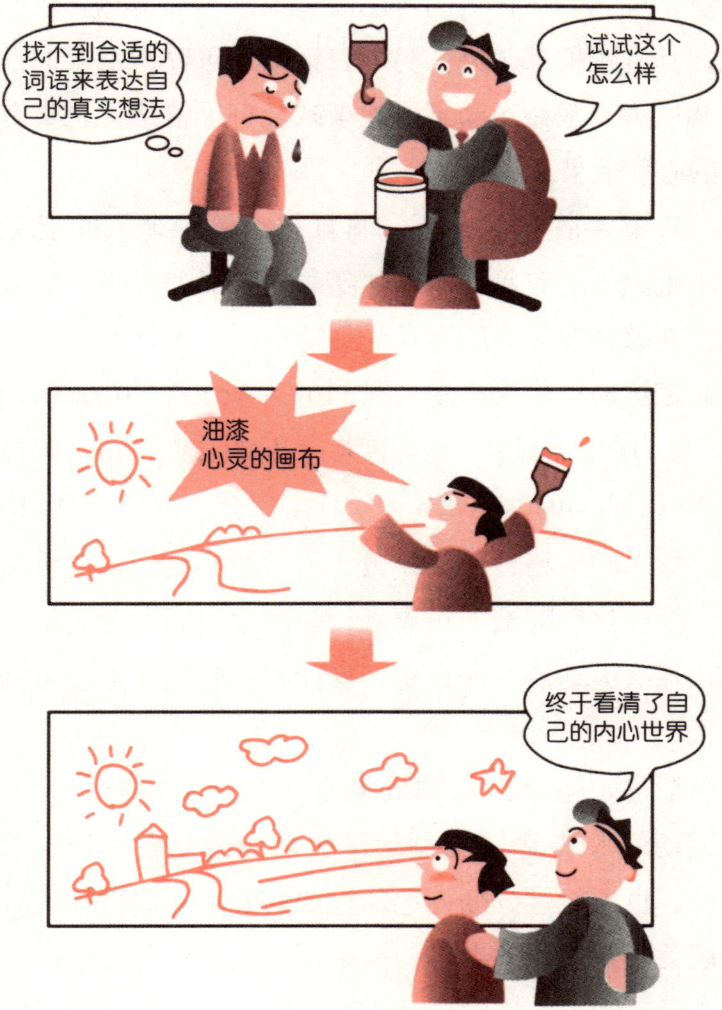

运动疗法——从日常的压力中解放出来

运动疗法恰如其名，是通过慢跑等运动辅助治疗抑郁症。现已确认，运动可以改善大脑神经传达物质的功能，具有抗抑郁效果。另外，运动还可以帮助人们摆脱日常压力。坚持运动可以逐渐减轻抑郁情绪，也具有一定的心理效果。

其中，散步、慢跑、骑自行车等一个人就能完成的不太剧烈的有氧运动（伴随着有节奏的呼吸，强度不大、能够轻松完成的运动）最为合适。另外，运动强度控制在运动后最大心率为（220−年龄）×（0.6～0.9）次/分为宜。例如，40岁的人运动后的最大心率应当保持在（220−40）×（0.6～0.9）次/分，即108～162次/分。如果心率超过162次/分，就会给心脏造成过重的负担。按照这一标准，每周进行强度适中的全身运动5～7次，每次运动20～60分钟，就能在一定程度上改善抑郁症状。

不过，运动疗法的效果也存在个体差异。对于讨厌运动的人来说，“必须运动”反而会变成一种压力。另外，也不能过分期待运动疗法的效果，周围的人应该密切关注、守护患者。一般来说，很少单独采用运动疗法，运动疗法需要和药物疗法、休养配合进行。

运动疗法

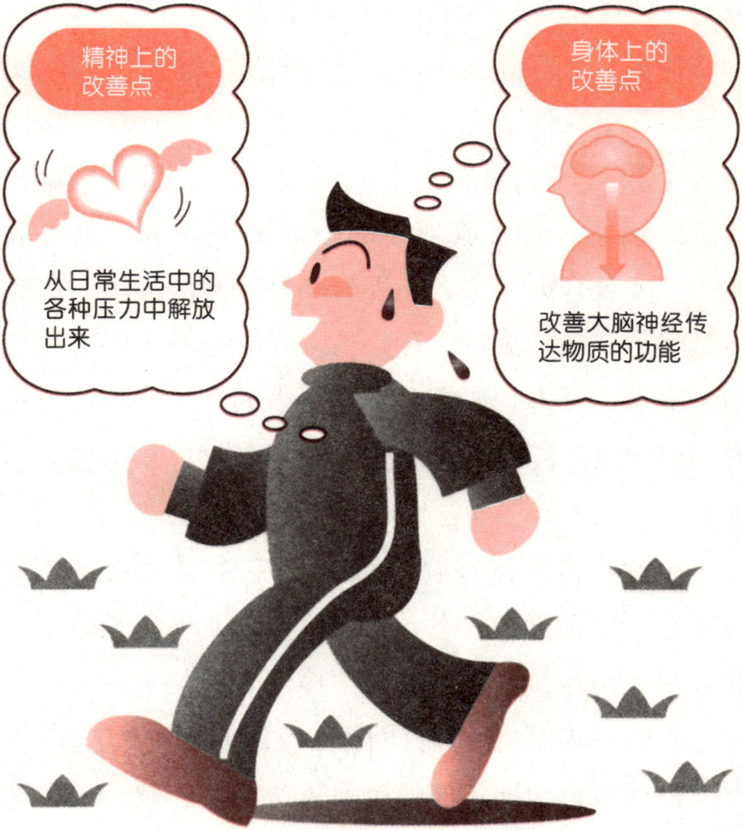

运动强度	运动后每分钟的心跳数为（220－年龄）×（0.6～0.9）次
运动内容	伴随着有节奏的呼吸，轻松完成的有氧运动

自主训练法——通过想象放松心灵

自主训练法是为了使处在紧张状态的身心放松而进行的一种自我催眠疗法。下面简单介绍一下这种疗法。

首先，为了消除身体的紧张感，需要找一个安静的房间，坐在椅子上或平躺在床上，全身放松，缓慢伸展双手和双脚。接着，闭上双眼，在脑海中想象一些特定的画面，如“我现在的心情很平静”“手脚很温暖”“呼吸自如”“心脏平静而有节奏地跳动”“腹部很温暖”“额头清爽”等，依次对身体的不同部位施加心理暗示，慢慢就能体会到想象中的身体的舒适感受。当心灵完全沉浸在平静的想象氛围中时，压力也会逐渐远去。

接着，再次进行自我催眠，完成“解除动作”，让身心恢复到原有状态。首先要握紧双手，稍微用力，然后双手松开，重复5～6次。接着是肘关节、双腕、右脚、左脚、双脚依次弯曲伸展，重复相同的动作5～6次。最后用力伸展背部，深呼吸2～3次。然后缓慢地睁开双眼。

以上动作每日重复3次左右，每一次需要持续3～5分钟。自主训练法的效果也是因人而异，但最大的特点就是能够轻松完成。

自主训练时的姿势

开始

心情非常平静

1 手脚非常沉重

2 手脚非常温暖

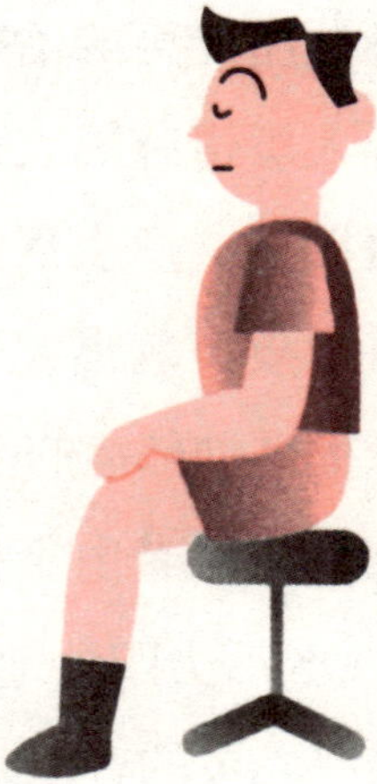

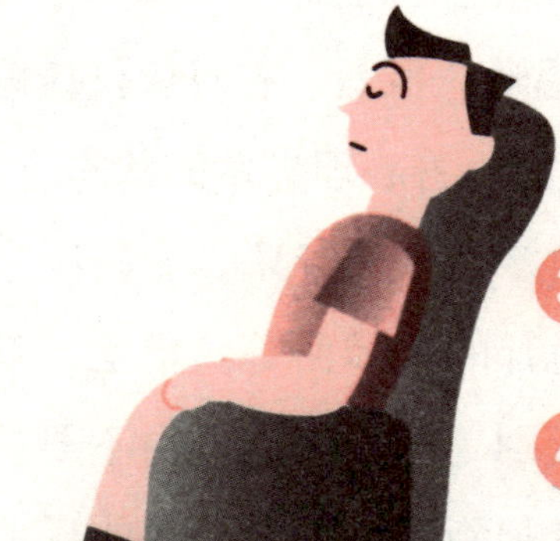

3 心脏安静有规律地跳动

4 呼吸自如

5 腹部非常温暖

6 额头清爽

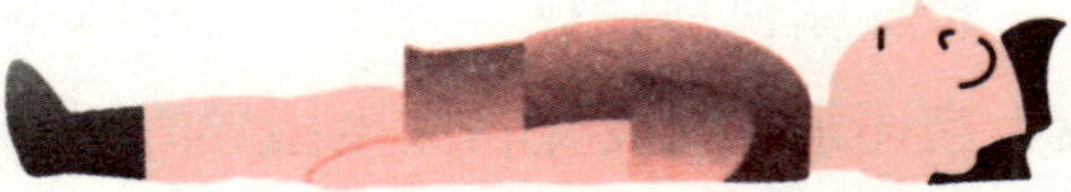

音乐疗法——能够随时随地轻松进行

音乐疗法是指通过听音乐来改善抑郁症状，提高患者自身抗压能力的治疗方法。众所周知，音乐是一种直接倾诉人类情感的表达方式，旋律优美的音乐可以使听者心情振奋，产生巨大的共鸣。除了静静聆听优美的音乐，自己放声歌唱或演奏乐曲也能够丰富患者的感觉，有利于推进抑郁症的治疗。

抑郁症患者由于精力和意志已经显著下降，不可能去卡拉OK活力四射地大声唱歌。但是，有时仅仅接触一些能舒缓心灵的音乐，就可以改善心理异常的状态。

常用于音乐疗法的乐曲多是古典音乐。专科医生比较偏好舒伯特的安眠曲和肖邦的钢琴曲等。但是，就像个人喜欢的音乐种类千差万别一样，在治疗中不要局限于古典音乐。只要能对患者起到凝神静气效果的乐曲，如民歌或流行音乐等都可以使用。

虽然我们并不能指望单纯依靠音乐疗法就可以完全治愈抑郁症，但是音乐疗法的最大优点在于可以不受场地限制，轻松愉快地完成。不过，要想取得更大的疗效，建议大家还是在接受专科医生指导的同时，逐步进行这种疗法。

直接给精神施加影响

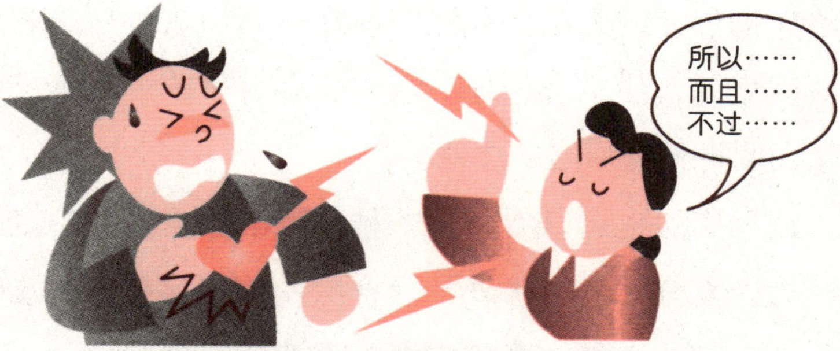

言语具有一定的意义，也会给倾听者造成伤害

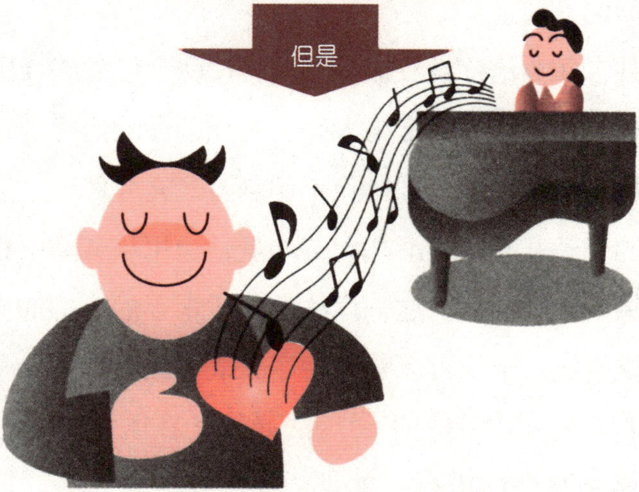

音乐是各种想象的集合体，可以直接影响人的内心

集团疗法——通过共同生活来治愈精神疾病

集团疗法是指将抑郁症患者集中起来共同生活，从而治疗抑郁症的方法。和住院治疗不同，这种疗法是通过共同生活，使患者管理自己的身心。目前，日本已有数家民间机构开展这一疗法。

这种疗法也可以看作是一种住院治疗，能使患者远离压力，充分休养。另外，同样深受抑郁症折磨的患者聚集在一起，也能够互相安慰。专业的心理治疗师还会经常进行各种指导。有些机构也可以让患者和指导者进行长时间的交流。

另外，作为治疗神经症等的精神疗法，已故的森田正马先生提出的森田疗法广为人知。其独创性的治疗是让患者住进特定机构，第一周排除一切刺激，充分休息。然后从轻微的劳动开始，逐渐加大劳动量，运用从劳动中获得的满足感来治疗疾病。这一疗法是否适用于治疗抑郁症虽然是众说纷纭，至少可以有效治疗失眠等症状。

但是，这里介绍的集团疗法必须是在医生对患者的状态正确判断之后进行。如果想要尝试这一疗法，请先咨询医生。

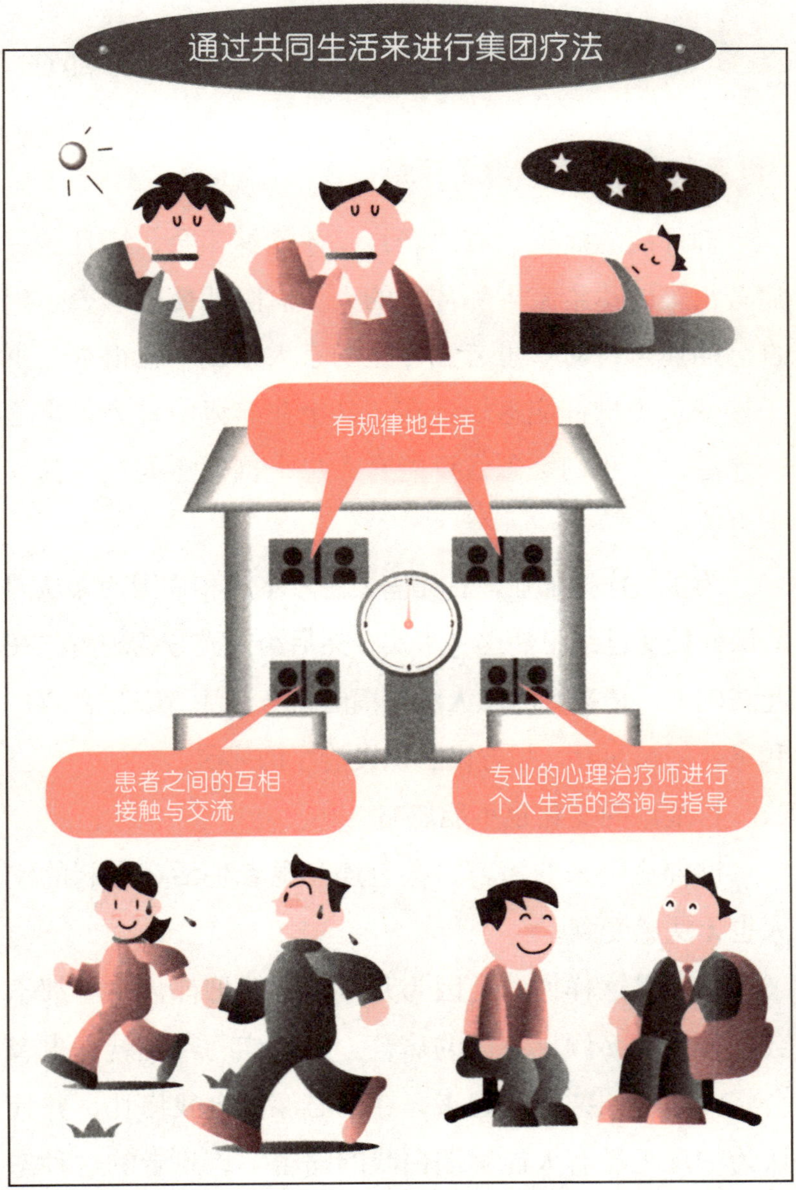
通过共同生活来进行集团疗法
有规律地生活
患者之间的互相
接触与交流
专业的心理治疗师进行
个人生活的咨询与指导

期待家人和周围的人能够充分理解抑郁症

家人必须注意的六个要点

抑郁症的痛苦只有患者自己才能够体会，而且这种痛苦很难传达给家人和周围的人。有时即使能够表达出自己的痛苦，对于患者和身边的家人来说，也很难一下子接受患上抑郁症这一现实，甚至在脑海中首先否定这一想法，“我们家怎么可能有人患上抑郁症呢？这简直太可笑了！”

为了治疗抑郁症，首先需要患者本人和周围的人从内心深处接受已经患病这一事实，然后给予充分的理解。在此基础上，请患者的家人和周围的人务必注意以下六点，和患者一起面对，想方设法积极治疗抑郁症。

1.细微的变化也不能忽略

抑郁症带来的痛苦，甚至连和患者生活在一起的家人也无法感受到。

之所以这样说，是因为几乎所有的抑郁症患者都不会向家人过多倾诉自己的痛苦。抑郁症的特点就是患者会将内心的纠结积累起来，在内心深处自我挣扎，并且认为“反正没有人能够明白我的痛苦”。患者的这种态度对于治疗的影响自然不用说，在和家人及周围人的相处中也会引起诸多问题。

其中，最不幸的例子就是没有能够阻止自杀行为。在日本，最近由于经济状况恶化，自杀人数激增。在银行职员D先生（45岁）的例子中，由于周围的人完全没有察觉到他的抑郁症状，最终没能挽救D先生的生命。

D先生是公认的认真敬业的员工。这几年一直负责回收不良债权，经常超负荷工作。公司正处于严峻时期，同事们也不会认为只有D先生一个人辛苦。因为每个员工和公司都面临巨大压力，也就不会觉得只有D先生特别。

D先生的妻子虽然也知道丈夫工作特别辛苦，但是也帮不上什么忙，只能有时询问一下。一般D先生总是微笑着说："别担心，我没事。"妻子一直很信任工作认真的D先生，从来没有担心过。只是注意到丈夫每个月都会消瘦2千克，于是让丈夫去医院检查是否得了癌症。

检查结果表明，D先生身体并无异常。妻子刚放下心来，就听到D先生跳下电车自杀的消息。

D先生的妻子说，现在回想起来，其实已经有很多抑郁症的前兆。例如，体重急剧减少，夜里经常醒来，诉说肩酸、头痛难忍，日渐沉默等。虽然妻子注意到这些变化，但是完全没有想过这些烦恼会严重到迫使丈夫自杀的地步。

D先生去世以后，妻子陷入了不断责备自己的抑郁状态中。实际上，D先生的妻子也是在自己去精神科就诊的过程中，向医生诉说自己陷入抑郁状态的诱因时，才明白原来丈夫是患上了抑郁症。

就像D先生的例子一样，很多时候我们其实能够非常清楚地观察到引起抑郁症的压力及表现出来的症状，但是往往没有给予充分的重视或是压根没有抑郁症这种意识。在此，有必要再重述一遍，即抑郁症患者自己绝对不会过多倾诉自己的痛苦，周围的人不能忽视抑郁症患者任何细微的变化，这是防止最坏的事情发生的最好办法。

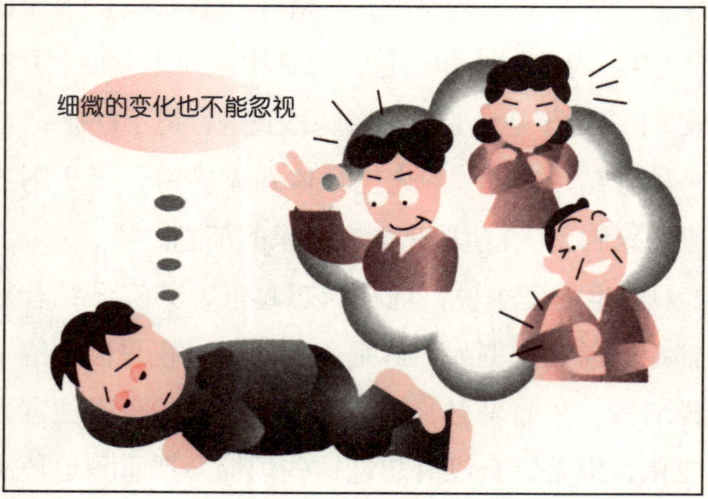

2.避免一些易使患者焦虑的言行举止

在抑郁症的治疗中，休养是不可或缺的。家人和周围的人要充分理解这一点，对抑郁症患者仔细解释，“先什么都不要想，好好地休息一阵，这不会对任何人造成困扰”，必须要让患者自己从心里接受这一点。

虽然这样说，但在抑郁症彻底治愈之前，患者会在家里无所事事地转来转去或整日发呆，可能在别人看来就是一副游手好闲、吊儿郎当的模样。尽管家人心里明白患者是因为生病的缘故才会这样，可是有时就是会失去耐性，控制不住指责对方，“你到底什么时候才能好起来？”或“别总是这么一副吊儿郎当的样子”。要坚决避免类似这样容易使对方焦虑的言行举止。有时正是因为这些话语，患者的病情出现了反复。

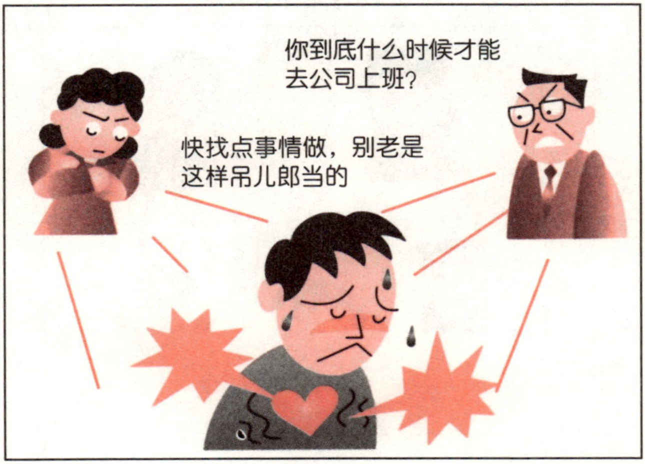

3.家人协助治疗，并且坚信抑郁症可以完全治愈

如果家庭成员中有人被诊断为抑郁症，首先要召开家庭会议，将这件事告知所有的人，加深对抑郁症的理解和认识。

如果没有得到家人的充分理解，就开展治疗，不仅治疗无法顺利进行，也会破坏家庭内部的信任关系和家人之间的关系。在抑郁症的治疗中，休养是很重要的一个环节，当然也会给家人增加沉重的负担。但是，家人也不能过于辛劳，否则自己先累垮了，更无从谈起怎样来支持患者进行治疗。

对抑郁症患者的家人来说，最重要的是一边理解抑郁症的性质，一边坚信这种疾病可以完全治愈，不离不弃，给予患者源源不断的支持和鼓励。

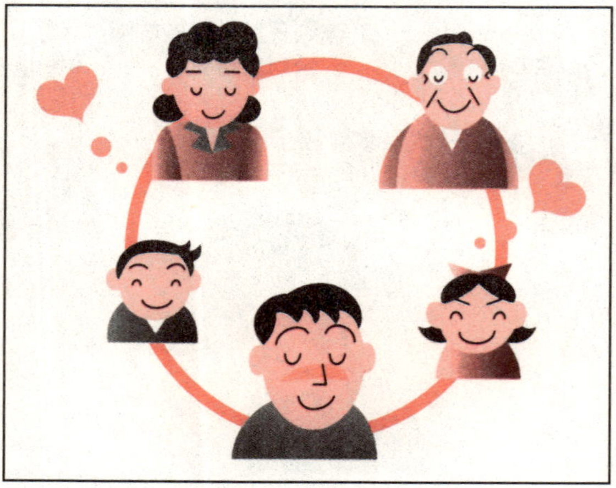

4.创造有利于治疗的环境

在抑郁症的治疗中，药物疗法和休养疗法的效果非常明显。家人应该为抑郁症患者提供良好的环境，以便于患者逐步接受治疗。例如，在药物疗法中，即使患者因为药物的不良反应非常痛苦，家人也应该劝说患者不要擅自停药；由于意欲减退，患者有时会忘记服药，家人可以帮助患者记录服药情况，还可以想方设法给患者创造能够安静休息的环境，或在一日三餐中多做一些能够增进患者食欲的可口饭菜。

另外，很多时候抑郁症患者的家人出于过度担心，劝说患者接受一些毫无科学根据的民间疗法，或怀疑现在正在接受的治疗是否有效而更换医院。严禁患者的家人擅自决定更换医院或停止用药。

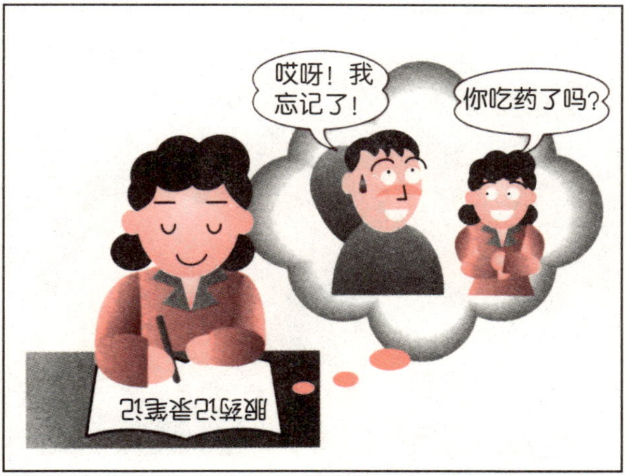

5.极力避免给患者造成精神负担，外出及运动也要视患者情况而定

在治疗抑郁症的过程中，一定注意不要给患者增加额外的精神负担。最重要的是要让患者心情愉快，尽量解放自己的内心。避免让患者做重大的决定，必须要做出某种行为的决定时，也要尽量推迟患者下结论的时间。

如果是非常重要或紧急的事情，必须要让患者当场决定时，家人和周围的人可以代替患者先做出回答。总之，一定要注意尽可能减轻患者的负担。

另外，抑郁症状严重时，患者根本没有心情外出。有时，勉强患者外出反而会给患者造成精神上的负担。家人应当一边咨询医生，一边密切观察患者的情况。

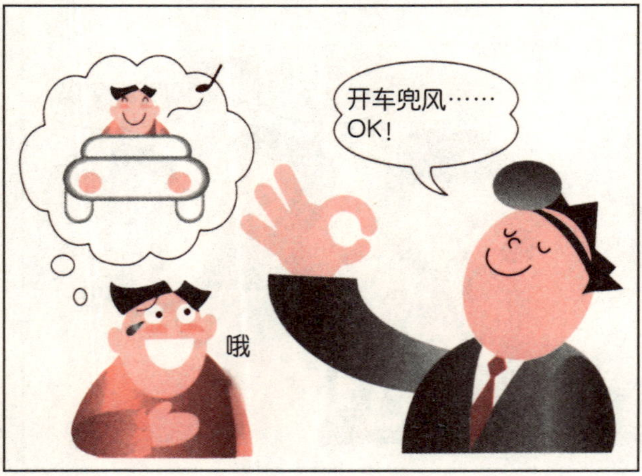

6.不要鼓励患者或给患者加油、打气

最后，家人要特别注意的是——坚决不要对患者说一些鼓励、加油的话。我们现在经常和别人寒暄时说“加油”，这句话绝对不能对抑郁症患者说。抑郁症本身就带有对于不能好好努力加油的自己的愤怒和责备的情绪，如果对抑郁症患者说“加油”，其实是和患者的真实想法背道而驰。这种鼓励的话语反而会导致患者陷入更深的孤独感中，无休止地逼迫自己“现在这样颓废没用的自己还不如死了的好”。

同样，也不要随便说一些“不要总是闷闷不乐”“打起精神来”等之类的话。抑郁症患者真正需要的不是鼓励的话语，而是发自内心的理解。

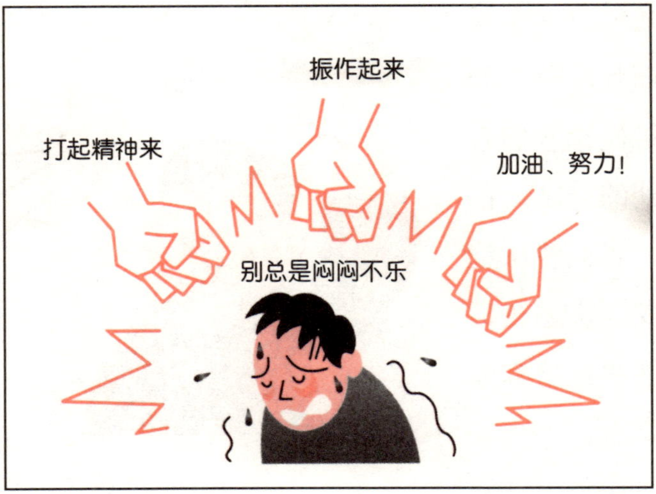

抑郁症这样来预防

完全之策——掌握预防抑郁症的10条原则

对于曾经患过抑郁症或抑郁症的高发人群来说，如何防止症状发展到抑郁症阶段是非常重要的。

最重要的是要客观地进行自我分析，弄清“为什么会患上抑郁症”。事先清楚病因，当抑郁症将要再次发作时，就可以有针对性地采取退一步的方案，这种办法本身就可以预防抑郁症。

虽然这样说，但是就像之前说明过的那样，抑郁症的诱因其实就隐藏在平凡的日常生活中，而且时时刻刻都伺机侵蚀我们心灵深处的空隙。在这里，我们将从整体出发，讲述在日常生活中预防抑郁症的要点。

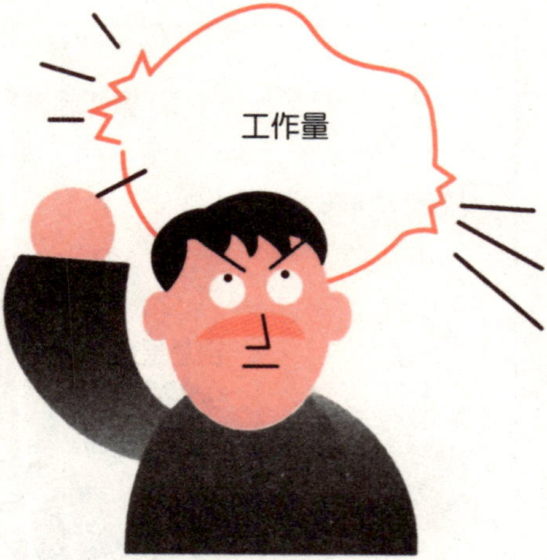

1.不要承担过多的工作，不要勉强自己

性格严谨认真、勤奋踏实的人，总是容易承担过多的工作。完成超量的工作当然不能说是一件坏事，只要不超过一定的限度，对于本人来说其实是一种良性刺激，会让人感受到工作的意义和自己的存在价值，所以不能一概而论。但是任何事物都有一定的限度，本人可能没有意识到逼近承受极限的工作会给自身带来巨大的精神压力。人生不是短距离赛跑，而是完整里程的马拉松。如果过于勉强自己，其结果只能是中途放弃，一无所获。

2.如果感觉太忙，可以有意识地休养一阵

很多时候被别人问到“什么时候休假呢”，我们会听到这样的回答，“等有空再说吧”。事实上，“空闲”是自己创造出来的产物。另外，从工

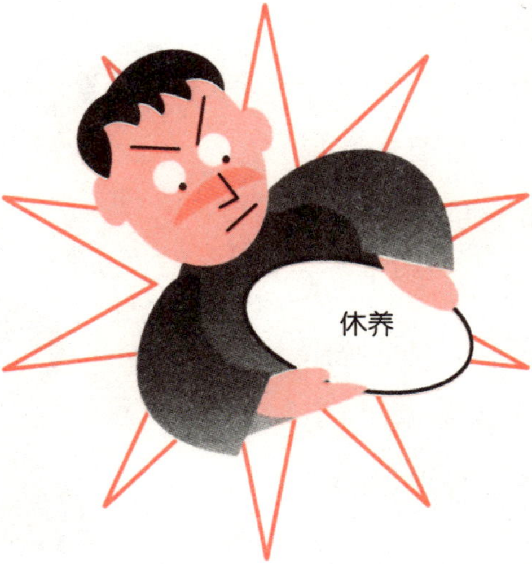

作效率上来考虑，忙得没有丝毫空闲的工作反而会带来消极的结果。所以不要等到有空闲才休息，而应当有意识地认为“如果工作太忙，就要给自己放个假，好好休息一段时间”。即使是很短的时间，短暂的休养也可以让人每天充满活力，继续投入到繁忙的工作中去。

3.试着改变生活态度

人的性格千差万别，生活态度也各不相同。试着不要全盘否定这种差异，而是采取柔软灵活的态度，吸收包容会怎么样呢？也许你会发现，包容而不是否定会让人收获意料之外的轻松与舒适，世界也会呈现出另一番模样。每个人都应该培养接受与自己认知不同的事物，并与差异共存的柔软的人生态度。

4.要注意保持充足的睡眠

规律的生活是确保充足睡眠的最重要的方法。有规律的生活，看上去每天

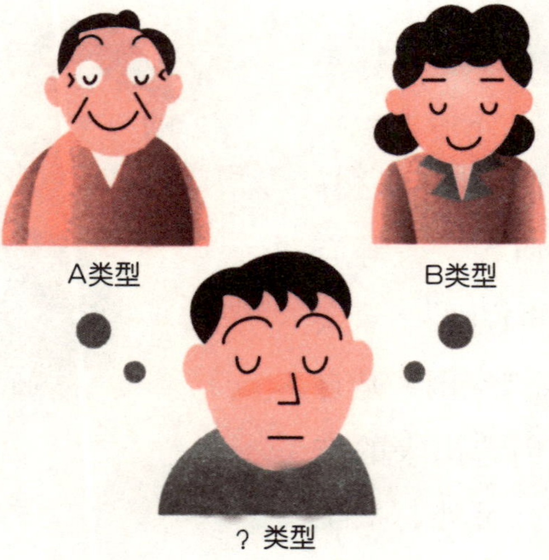

都必须要重复相同的事情，其实不用这么严格地遵循这一规律。即使不能保证每天都在同一时间上床睡觉，或是或多或少有些难以入睡，也无须过分担心。但是，如

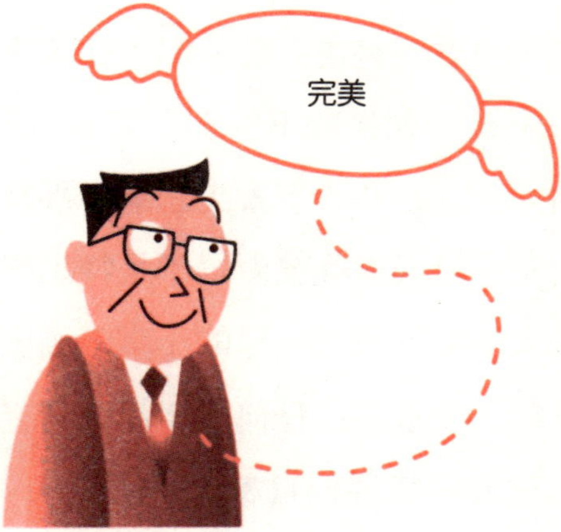

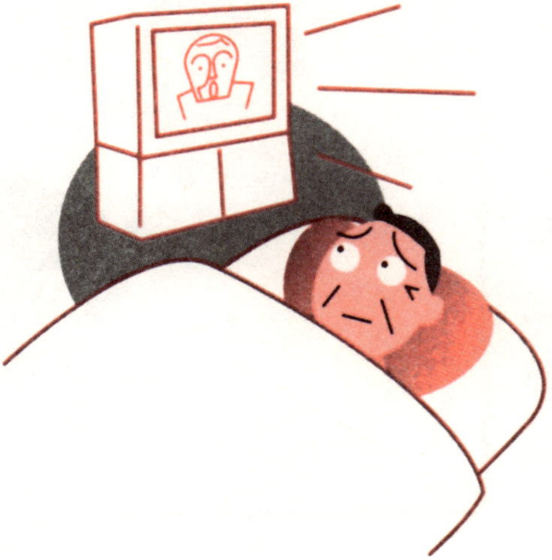

果失眠症状持续很长时间，最好还是去看医生，让医生开一些安眠药，而不是依赖酒精帮助睡眠。

5.舍弃完美主义

认真踏实地完成各项工作并不是一件坏事，但是没有人可以事事做到完美。容易陷入完美主义的人其实可以试着想一下，“如果做不到那么完美会怎么样呢”。你会发现即便如此，也并没有发生想象中那样严重的后果。即使工作上犯了错误或晚餐做得不是特别好吃，也都只不过是漫长的人生中不值得一提的小事。周围的人也并没有像想象中那样，要求自己任何事情都做到完美。

6.试着稍微调低目标

压力来源于自己制订的目标和现实的自己之间存在的巨大差距。如果感觉“很累……”，可以试着将目标比过去降低一些。如果不能改变目标的高度，

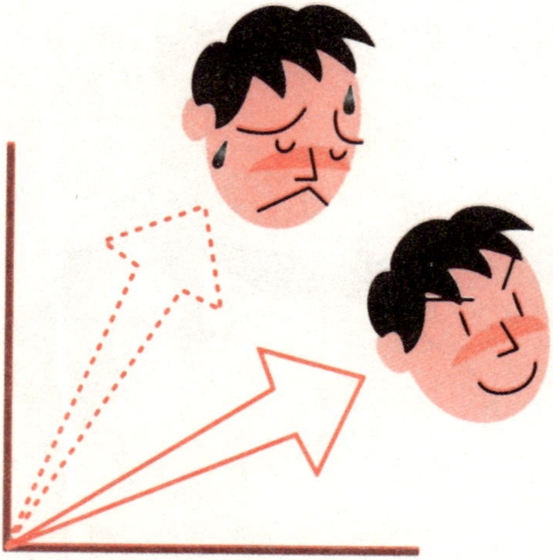

那就证明自身原本的想法其实太过僵硬。遭受挫折时，请试着考虑“能不能换一种方法”来完成。如果能够通过改变做法来降低目标，成功率反而会大幅提高。

7.确保能够拥有完全属于自己的时间

为了家人、为了同事……有时候努力过度，不知不觉间也会累积过多的压力，结果导致自己生病，反而会给家人或同事增添麻烦。请不要忘记，确保属于自己的休息放松的时间，不仅是为自己着想，也是为了周围的人考虑。

8.自己的健康要靠自己来管理

在你的周围有很多人通过各种方式支持你，同样你也用自己的方式来支持别人。我们都是在这样互相支持的环境中生活。

但是，无论是家人还是朋友，甚至包括医生，都不可能代替你来管理自己的健康。自己的健

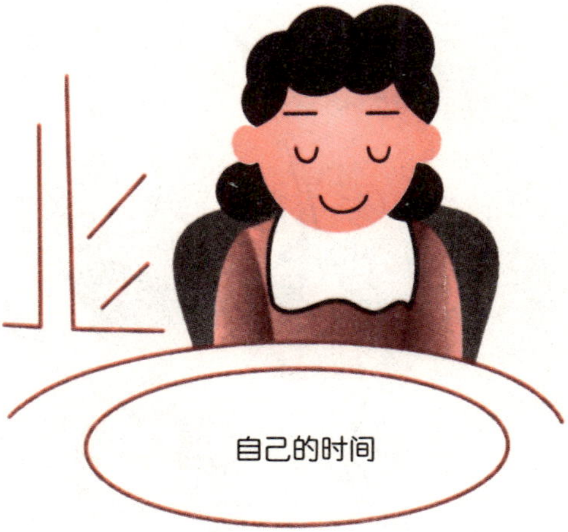

康只能靠自己来管理。

9. 拥有自己的兴趣爱好

不论别人如何看待，自己能够从中获得乐趣的事情

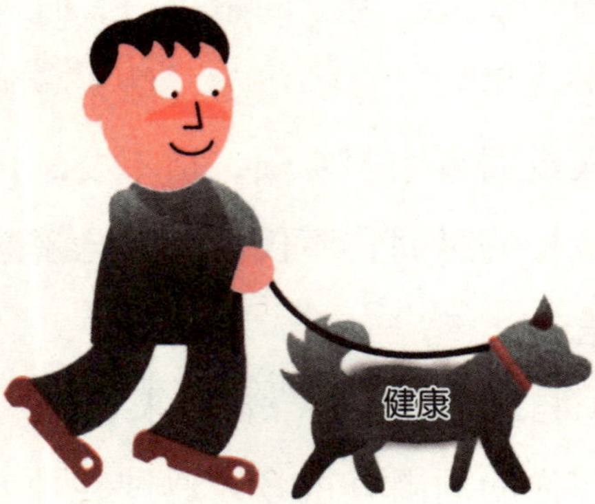

就是自己的兴趣爱好。不管是一个人还是很多人一起，也不管是在外面还是在家里，任何事情都可以。对于没有真正爱好的人来说，首先试着接受一些挑战吧。另外，对于执着于某一个固定爱好的人来说，偶尔也可以试着培养其他的爱好。既然别人都能够乐在其中，这项爱好肯定就具有某些吸引人的地方。

10.不要依赖酒精和药物

酒精对于消除压力具有一定的作用，药物也具备相应的效果。但是，我们不能过分指望像酒精这样高依赖性的东西。明明有很多解决的方法，自己却固执地认为，“不喝酒或不吃药就解决不了问题”。要注意转换思维，灵活处理各种事情。

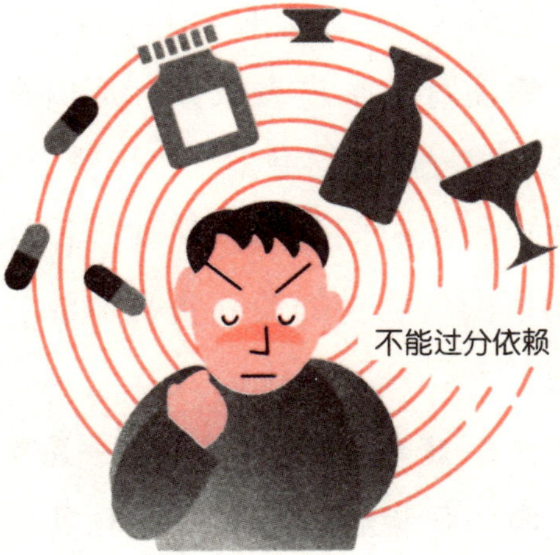

如果自己不能很好地处理，请不要犹豫，立刻去专科医生那里就诊。

难解病名及医学用语解说

第2章 抑郁症，原来是这样一种疾病

36页 “精神感冒”导致身体内部平衡失调

●垂体：也叫作脑垂体，是位于丘脑下部的很小的器官，能够分泌ACTH等激素，通过调节其他内分泌腺的分泌活动来维持机体的各种活动。

●肾上腺：位于肾脏上方约5厘米处的脏器，分为髓质和皮质。肾上腺虽然是很小的器官，却能够分泌人体不可或缺的激素。髓质和皮质共同作用，维持机体的活动，是构成对抗压力的机体防御结构的中心部位。

●促肾上腺皮质激素：是由垂体分泌的，能够促进肾上腺皮质分泌激素。由于肾上腺皮质激素在血液中的浓度根据时间的不同呈现规律性的变化，所以其和生物体内生物钟的关系备受关注。多数情况下简称为ACTH。

40页 腹部表现出的症状——最常见的是对肠胃的影响

●肠易激综合征：肠道和其他脏器并没有明显病变，但是患者感觉肠道不适的一种疾病。根据症状的不同，可以分为腹泻型、便秘型、腹泻便秘交替型、排气

型四种。肠易激综合征常伴有腹痛、腹部不适、恶心、呕吐、打嗝等症状。多数受压力影响较大，常见于神经质性格的人及精神状态不稳定的人。

56页 身体因性抑郁症——引起抑郁症的疾病隐藏在身体某处

●强心药：能够提高心脏收缩力，保证充足的血液输送至全身的药物。用于治疗心功能不全等心脏收缩力低下的状态。

●降压药：是一类能使血压下降，用于治疗高血压的药物。这类药物能够起到减少心脏跳动频率、增加排尿量、扩张末梢血管、软化动脉血管等多种作用。经常合并使用几种降压药来降低血压。

●精神兴奋药：是作用于中枢神经系统，影响精神功能的药物的总称。可以分为抗精神病药、抗焦虑药、抗抑郁药、抗躁狂药、精神刺激药等。最近，不仅是精神科，内科等的治疗也开始使用。

●消化性溃疡：是指胃液中的胃酸过多引发的胃溃疡和十二指肠溃疡，有慢性胃溃疡、慢性十二指肠溃疡等。一般认为是体内的攻击因子（胃液及压力等）实力胜过防御因子（黏膜的抵抗力）的结果。

●帕金森病：是指由于大脑内部的神经细胞里含有的一种神经传达物质多巴胺合成不足，导致运动功能出现障碍的疾病。主要表现为动作缓慢、躯体姿势前屈、步态摇曳、步距缩小等多种运动障碍。最主要的震颤特征表现为患者的拇指和食指像搓丸子一样地运动。其原因尚未查明。

●肾上腺皮质激素药：位于肾上腺外侧的肾上腺皮质分泌出的各种激素，总称为肾上腺皮质激素。肾上腺皮质激素可以分为三大类，包括和碳水化合物代谢有关的糖皮质激素、和水盐代谢有关的盐皮质激素及和生殖功能有关的性激素。其中，糖皮质激素具有机体自身免疫和抑制炎症的作用。用人工制作的具有这些作用的类固醇剂，被用来治疗特应性皮炎。另外，肾上腺和压力存在密切的联系，一旦承受过多的压力，肾上腺皮质激素分泌过剩，就会引发各种压力病。

66页 假性抑郁症的全身症状和局部症状

●过度通气综合征：是指由于某种肉体和精神上的压力，发作性地反复持续快速的深呼吸。大部分时间除了心因性因素以外找不到明确的病因。多用一个吹起来的大塑料袋等捂在嘴上，抑制过度通气。

●起立性调节障碍：无法立刻站起，先是眩晕、站立不稳或心悸，不久就会出现精神恍惚、跌倒或失神等症状，多发于儿童期。即使是正常人，有时喝酒、洗澡或发热时也会出现。长时间住院治疗的人、从失重环境中返回的人，经常会出现这种障碍。

74页 很难和抑郁症区分开的心身障碍是身体疾病

●神经性厌食：是指身体器官没有出现病变，但是由于心理因素，患者出现食欲缺乏、体重锐减。常见于青春期前后的年轻女性，因为某些精神压力导致食欲急剧下降，或过分关注自身的肥胖而采取极端节食或断食的方法，导致体重减轻，还伴随有严重的便秘、无月经、肤色苍白等多种症状。

●抽搐：面部及颈部肌肉呈现不规则、不自主收缩的现象。常见于幼儿，精神压力等导致突然发病的情况也很多。有时可以随着成长逐渐治愈，也有时会发展成为慢性病并不断恶化。

●梅尼埃病：是一种主要症状表现为阵发性头晕、耳鸣、耳聋等的疾病。一般认为是由于内耳的淋巴积水过多引起，病因尚未查明。多发于30～50多岁这个年龄段，不过很少会发展为恶性疾病。

●进食障碍：参照神经性厌食。

第3章 抑郁症的诊断

94页 如果混淆抑郁症和老年痴呆，后果非常严重

●记忆障碍：记忆是指记住信息的能力（铭记力）、将组合和整理过的信息做永久记录的能力（保持力）及取出储存信息的能力（回想力），是一种综合能力。在这三个过程中，无论哪一个过程发生障碍都叫作记忆障碍。即使是正常人，随着年龄的增长，这三种能力也会逐步降低。

96页 焦虑性神经症是一种类似抑郁症的精神疾病

●抗焦虑药：一般认为焦虑是由于神经细胞之间的信息传达物质无法正常发挥作用而引起的。抗焦虑药是指能够调节这些信息传达物质，从而平稳焦虑、不安情绪的药物。不仅用于消除精神疾病的“焦虑、不安”，也适用于消除内科疾病和外科疾病等并发的焦虑、不安状态。

第4章 切实治疗抑郁症

142页 为什么抗抑郁药能够有效治疗抑郁症

●神经传达物质：是指与信息传达有关的化学物

质。信息在神经细胞内通过电信号传达。到达神经细胞末端的电信号被位于末端的突触小泡吸收，在下一个细胞的空隙处释放。接下去的细胞不断接收这种神经传达物质，完成信息之间的传达。

146页 事先需要掌握的不良反应知识

●抗胆碱作用：胆碱参与合成传达神经信息的物质乙酰胆碱。一般认为胆碱自身具有降低血压及减少胃酸分泌的作用等。抗胆碱作用则是指能够抑制胆碱作用的功能。

148页 服用抗抑郁药时的注意事项

●青光眼：眼球里由角膜、虹膜和睫状体构成的眼房内充满透明的液体，这种液体称为房水。眼球壁的弹性和房水的量，使我们保持稳定的眼压。青光眼是指眼压异常升高，压迫视神经，从而使视野异常或视力出现障碍等症状的疾病，严重时甚至会导致失明。先天的因素和老化、某些眼部疾病可以引起青光眼，过度疲劳、睡眠不足或兴奋过度等也可以成为诱发青光眼的原因。

●前列腺增生：前列腺位于盆腔，与膀胱相贴，形似栗子，是男性特有的器官。随着年龄的增长，患前列腺增生的概率非常高。前列腺增生是伴随着前列腺的老化而形成的，80%～90%的老年男性都会患上此病。初期会出现刺激膀胱的症状，然后逐渐发展为排尿困难、尿不尽，甚至发展到无法排尿等。使用抗雄激素的保守疗法虽然有一定疗效，但是大多数还是需要采取手术方法治疗。

以上是本书中出现的难解病名、医学用语的解说。文中标注有页码，请阅读本书时作为参考使用。